A Child is Born

妊娠6か月、約30cm。

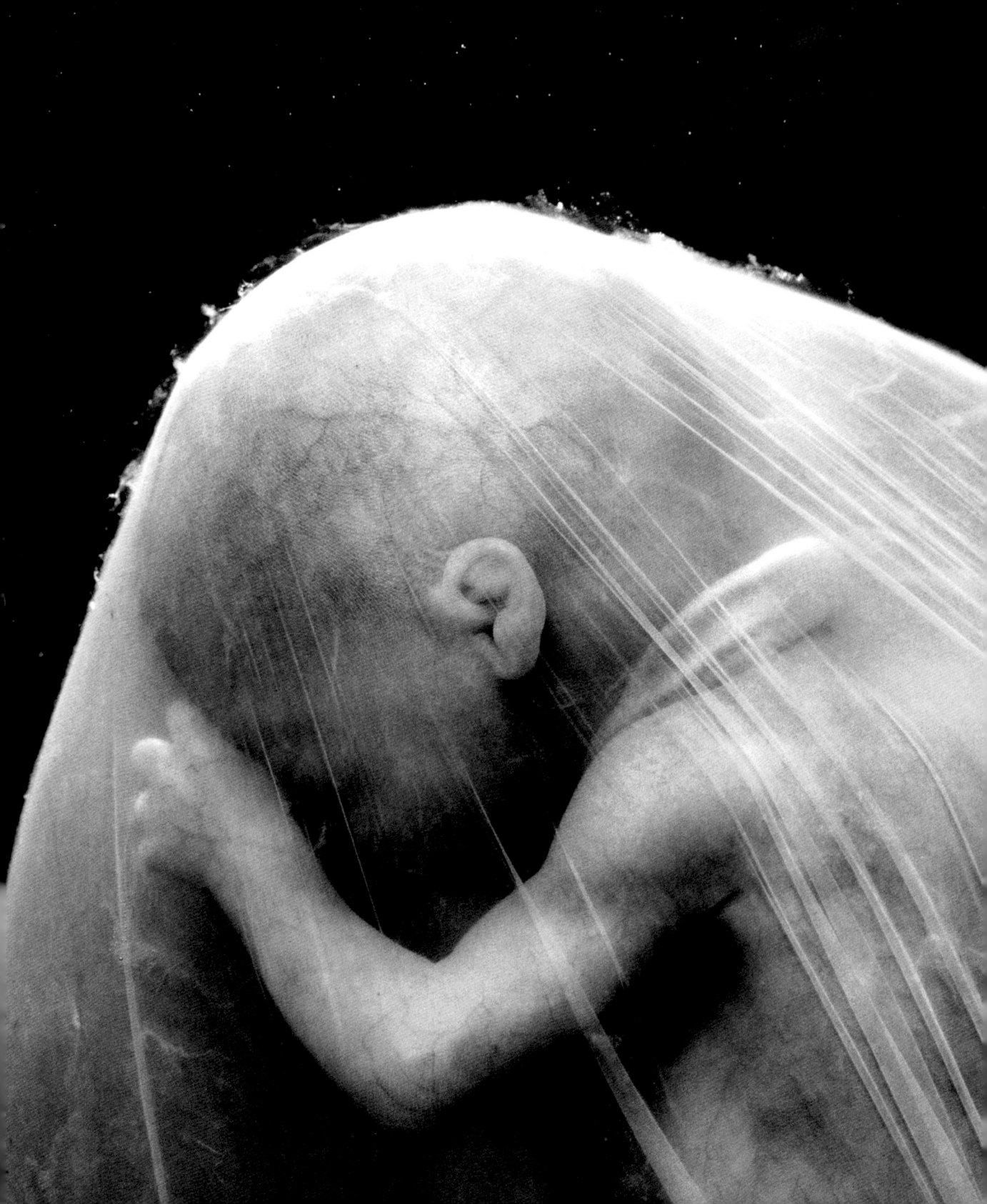

A Child is Born　赤ちゃんの誕生　　　　　　　　レナルト・ニルソン

解説 ラーシュ・ハンベルイェル　　　翻訳 楠田聡・小川正樹　　　あすなろ書房

A Child is Born　　　　　　卵子　28　　　　　　精子　50

受精 72 妊娠 120 出生 210

精子に囲まれた卵子。

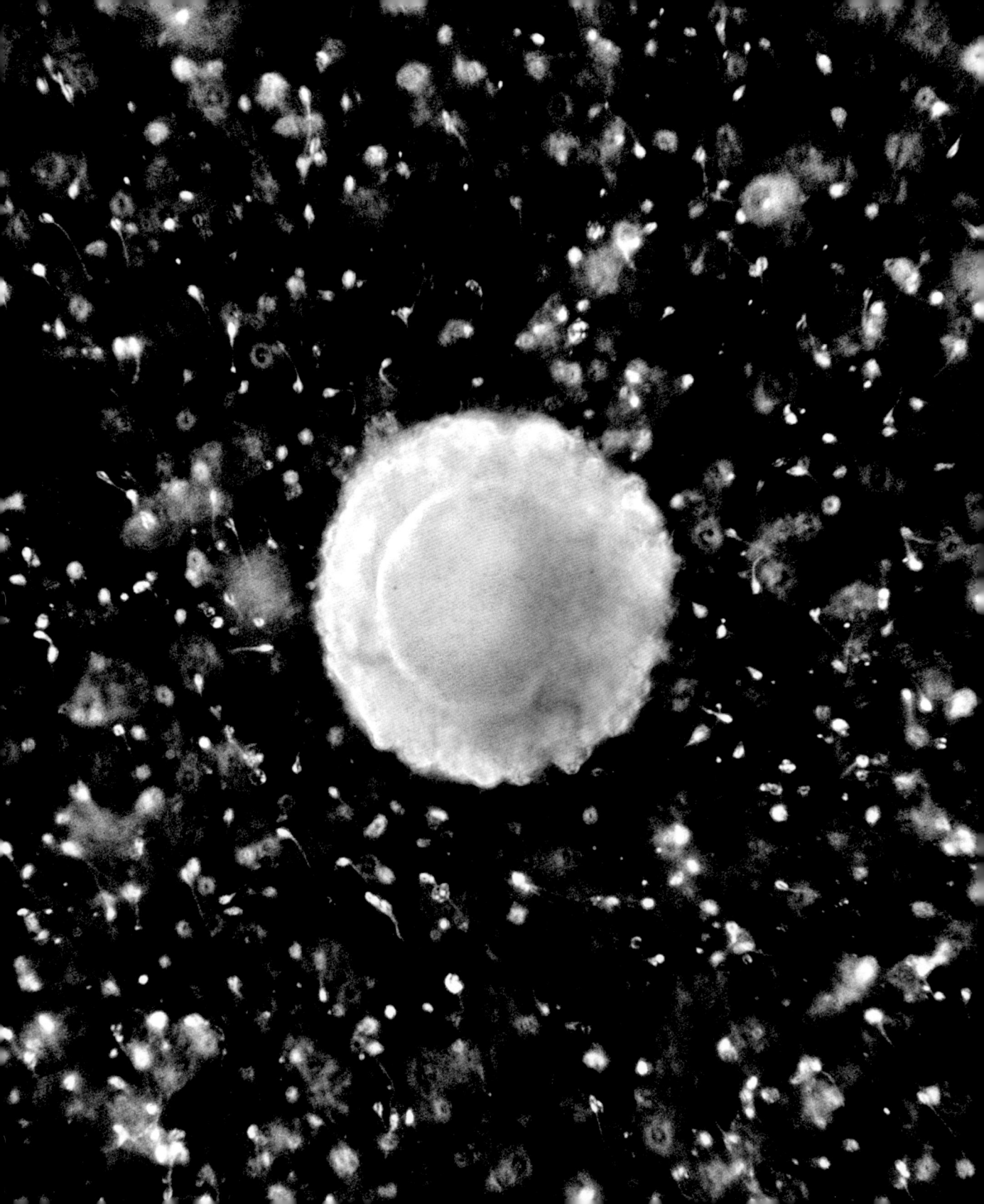

妊娠6週　約11mm。

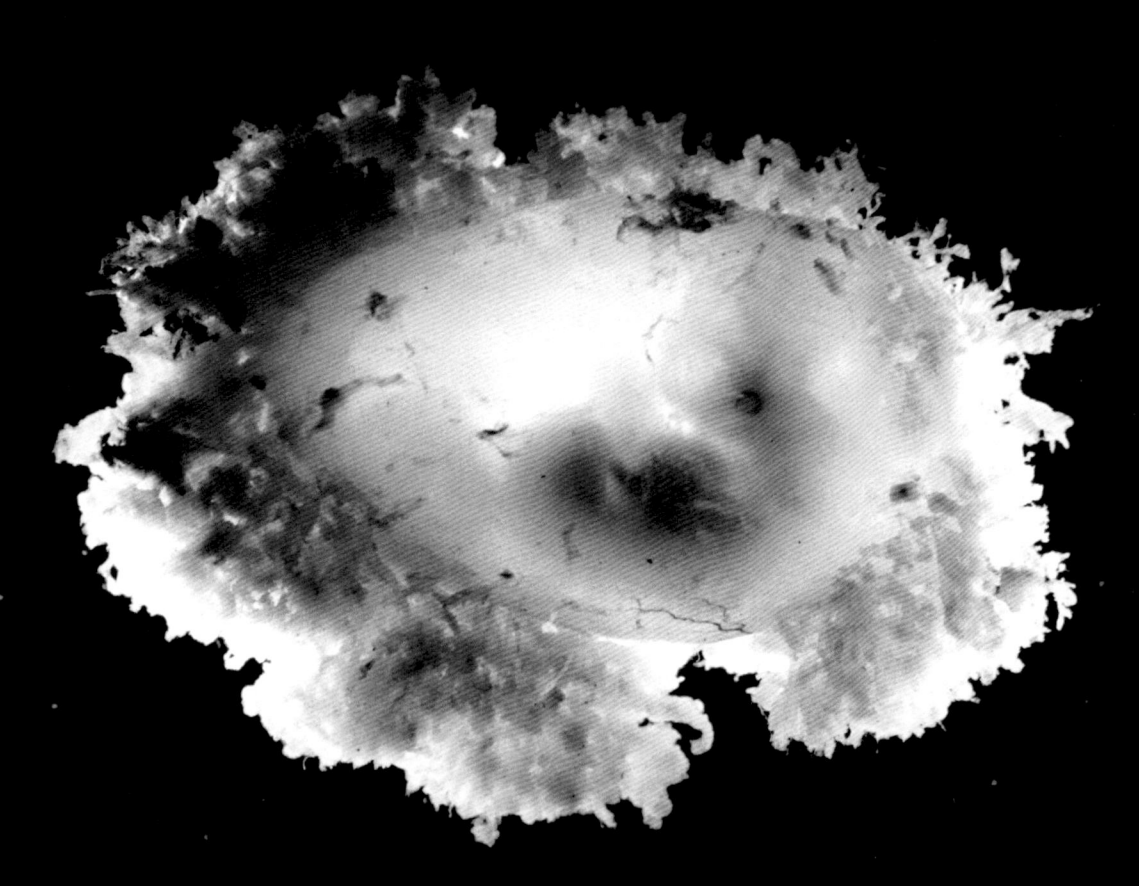

妊娠13週　約50mm。

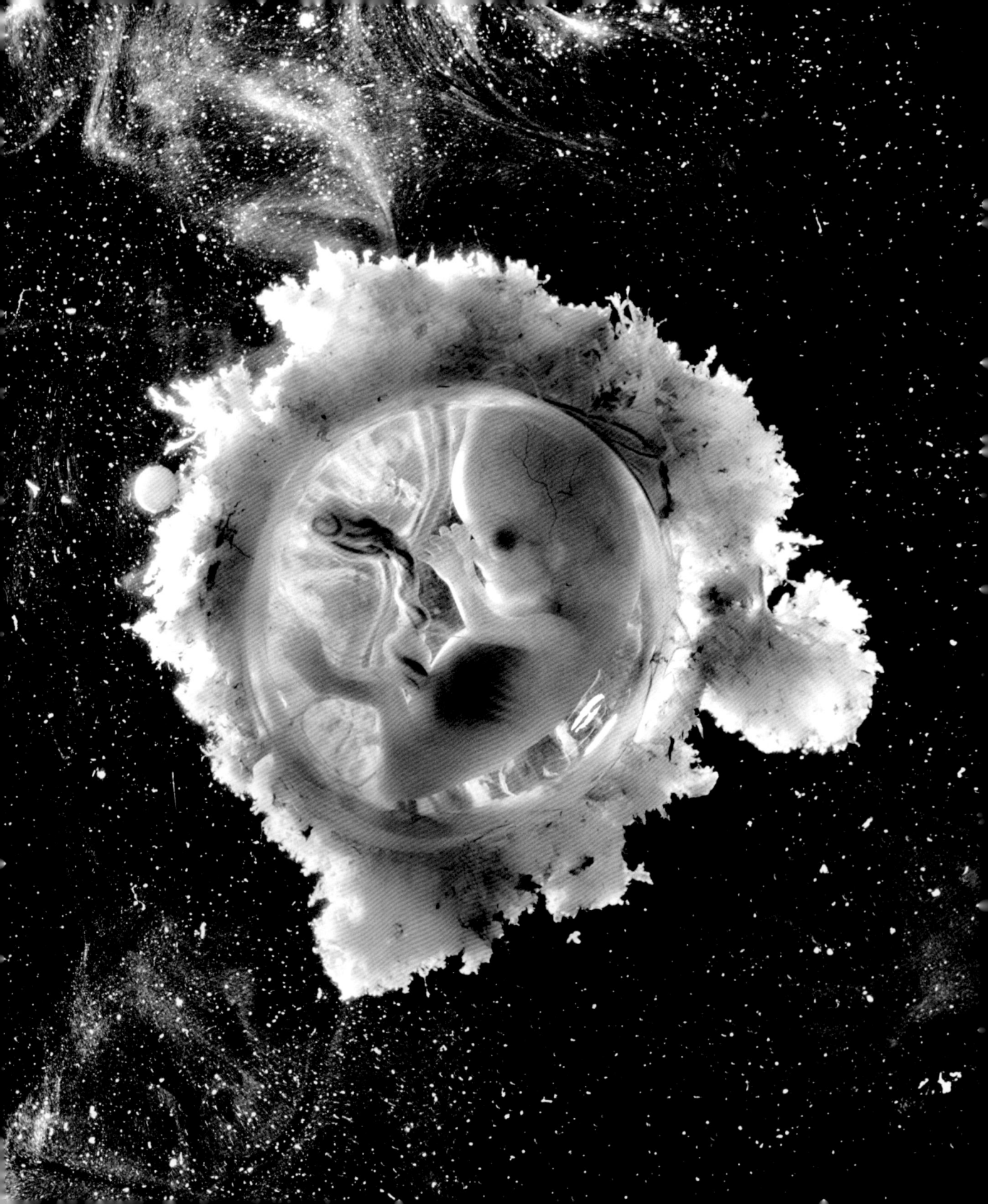

妊娠20週　約20cm。

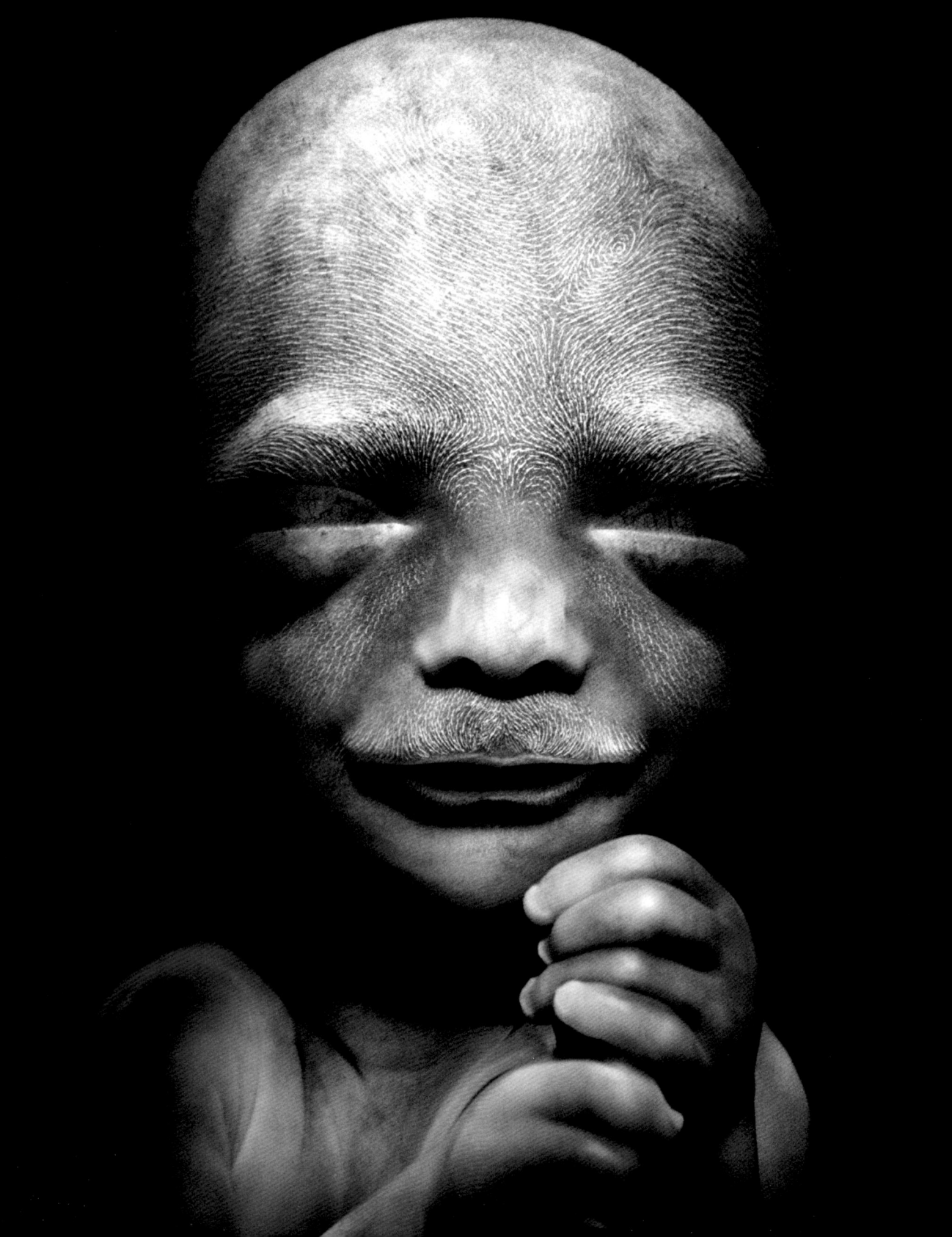

はじめに　マーク・ホルボーン

この本を開ける時、きっとあなたは不思議の世界に飛び込むような、あるいは子どもが宝箱を開けるのと同じような感覚になります。この本には人類の英知が全て詰まっています。一部見覚えがあるとしても、本書の写真が与えてくれる感動は特別です。新たな発見をした気持ちになります。子どもの頃に読んだ本を大人になって読み返し、当時の感動を再び呼び起こすのと同じ感覚です。掲載写真は全てヒトの生命誕生の過程を解説するものです。しかし同時に、畏敬と神秘さを感じるはずです。化石標本と違い、今も常に営まれている生命誕生の軌跡を示しています。正に我々人類誕生の足跡そのものです。

　本書が初めて発刊された1965年、レナルト・ニルソンが撮影した出生前の空間に世界は驚かされました。ほんの半世紀前ですが、今と全く異なった時代でした。原子力が人類の破壊にも繋がる危険性を十分に理解しているはずでいながら、科学技術は必ず人類を幸せにすると楽観していました。また、様々な政治体制があるなか、次の世代には統一した世界ができると希望的に考えていました。しかし、人類が作った国境とは関係なく、我々はみんな同じ祖先を持つヒトであることを知らされます。ヒトは全て母親の加護を受け、同じ過程をそして同じ体験をして誕生してくるのが分かります。

　本書の写真が単なる科学的情報を提供しているだけなら、決して読者を感動させることはできません。本書の写真は従来とは異なる経路で我々を刺激し、我々はそれに反応しているのだと思います。すでにヒトとして十分に認識できるところまで発育している妊娠末期の胎児の写真は、聖母マリアの腕に眠る新生児をルネッサンス時代の大画家が描いたように美しい。おそらく、全ての人達に共通に存在する感情の深みに写真が訴えているからでしょう。

最初の出版から4年後に人類が初めて月面に立ち、地球を別の方向から眺めました。単に月面を歩いたのではなく、別世界を体験したのです。そこで撮影された写真のなかで、最も有名なのは、日の出ではなくて、地球の出のシーンでした。このシーンを見ると我々が単に宇宙の一員であることを実感させられます。このような歴史を記録するのが写真の役目ですが、レナルトの写真には同様に人々の心に強く刻まれるものが必ず存在します。時にはカメラのレンズを通じた世界と現実の世界の区別がつかなくなります。アポロ宇宙船が宇宙空間の神秘を示すことができたように、本書の写真を通じてヒトの誕生前の世界の神秘を体験できます。「これこそが人間の神秘なのだ」と写真は語っています。

レナルトは物語を綴る作家でもあります。報道写真家としての経験が物語を記録する能力を育みました。科学の世界に文学を持ち込んだのです。精子と卵子の結合、すなわち男と女が作り出す神秘の世界である新たな生命の誕生の過程を、誰もが知りたいと考えていますが、本書が伝える方法は時とともに変化しました。第1版では、主に白黒写真が使われました。60歳代半ばだった彼にとって、当時のテレビの報道がそうであったように、カラー写真は一部でしか使用できませんでした。しかし、第2版以降はカラー写真を全面的に導入し、さらにラーシュ・ハンベルイェルによる解説文の充実も図られました。そして、母体および胎児の妊娠から出産に至る全ての変化を記録する教科書となりました。当然当時は、インターネットが十分に普及しておらず、Webサイトからの情報にも限りがありました。

今は情報が錯綜する時代です。そのため、文字情報と映像情報の役割は変わり、文字より映像により頼っています。出版物や街頭写真でその変化を知ることができます。これは家庭でも同様で映像が主役となっています。まだ文字を持っていなかった時代に壁

画や彫刻で物語を伝えたように、本書の連続した写真映像で映画を観るように容易に理解することができます。時として文字は物語の主役ではありません。文字を読む前に映像が飛び込んでくるのです。

私達の役目の一つは、この偉大な本を時代に合わせてアップデートすることです。これは全ての出版物の宿命で、初期の貴重な白黒写真も同様です。掲載順序に関しても検討しました。さらに、分量を増やすのではなく、減らすことにも努力しました。そして、写真を物語の主役に据え、文字解説も新しくしました。どの国の人も、どの年代の人も、先ず写真を眺め、そして詳しい解説を参照できるようにしました。さらに、ヒトの発生と成長の過程は当然一方向ですが、読者が必要に応じて、前後にページを進めることができるようにしました。

レナルトが初めてこの本を出版してから、同じ水準を確保した本は存在しませんでした。しかし今や、画像技術は進歩し、全ての映像はより鮮明になりました。色彩もデジタル技術で編集可能となり、3次元画像も可能なところまできています。しかしながら、この本の内容は未だに他に類をみません。多くの言語に翻訳され、また、増刷を重ねています。子ども達にも読まれています。掲載写真は最新のものですが、同時に芸術作品として末永く鑑賞される価値のあるものです。すなわち、生きた芸術写真であり、レナルトが単なる報道写真家ではないこと、さらにヒトの誕生が単純な物語ではないことを我々に教えてくれます。

ヒトの遺伝子情報　22　　　ヒトの精子の群れ　24　　　頸管粘液の結晶　26

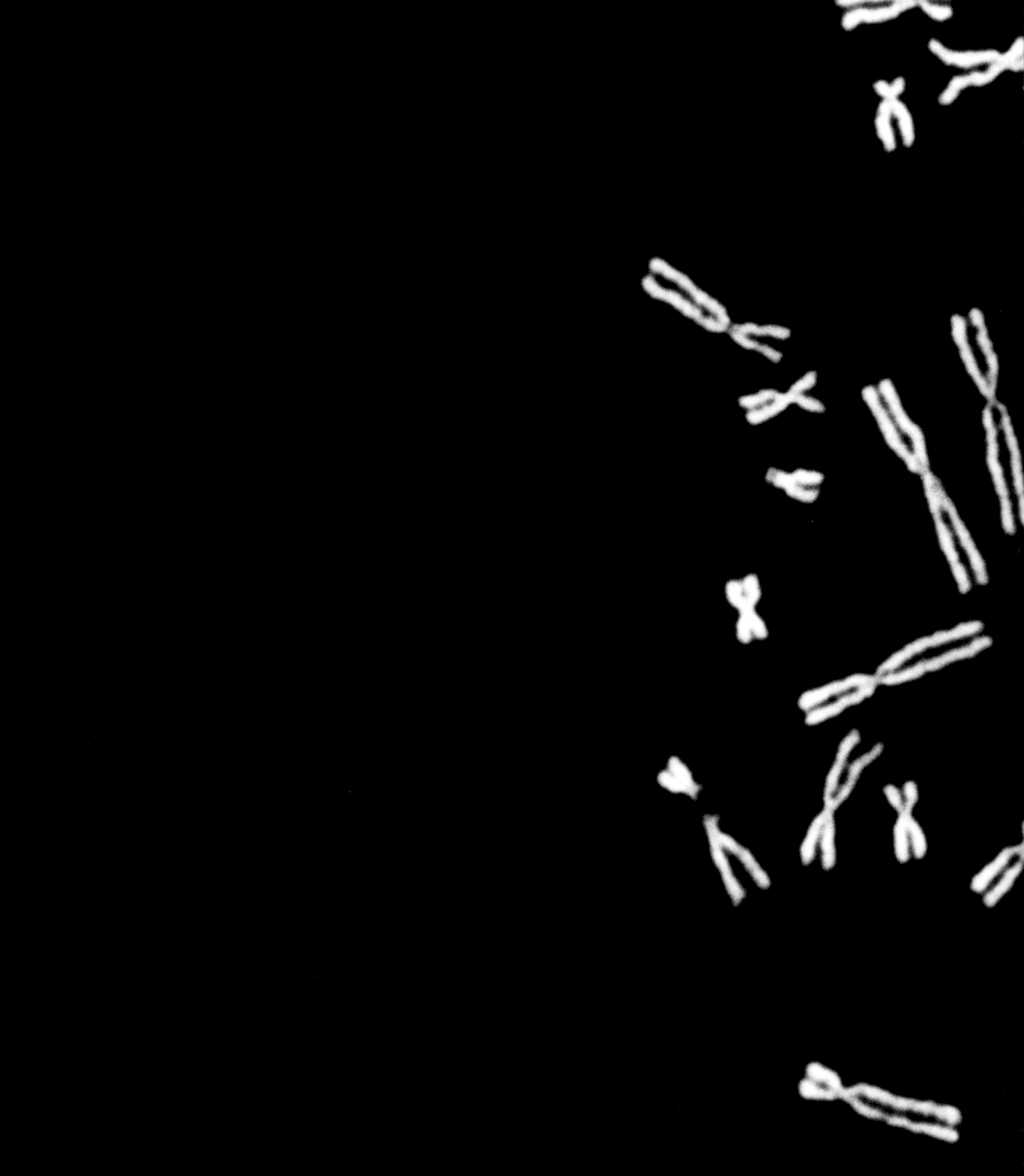

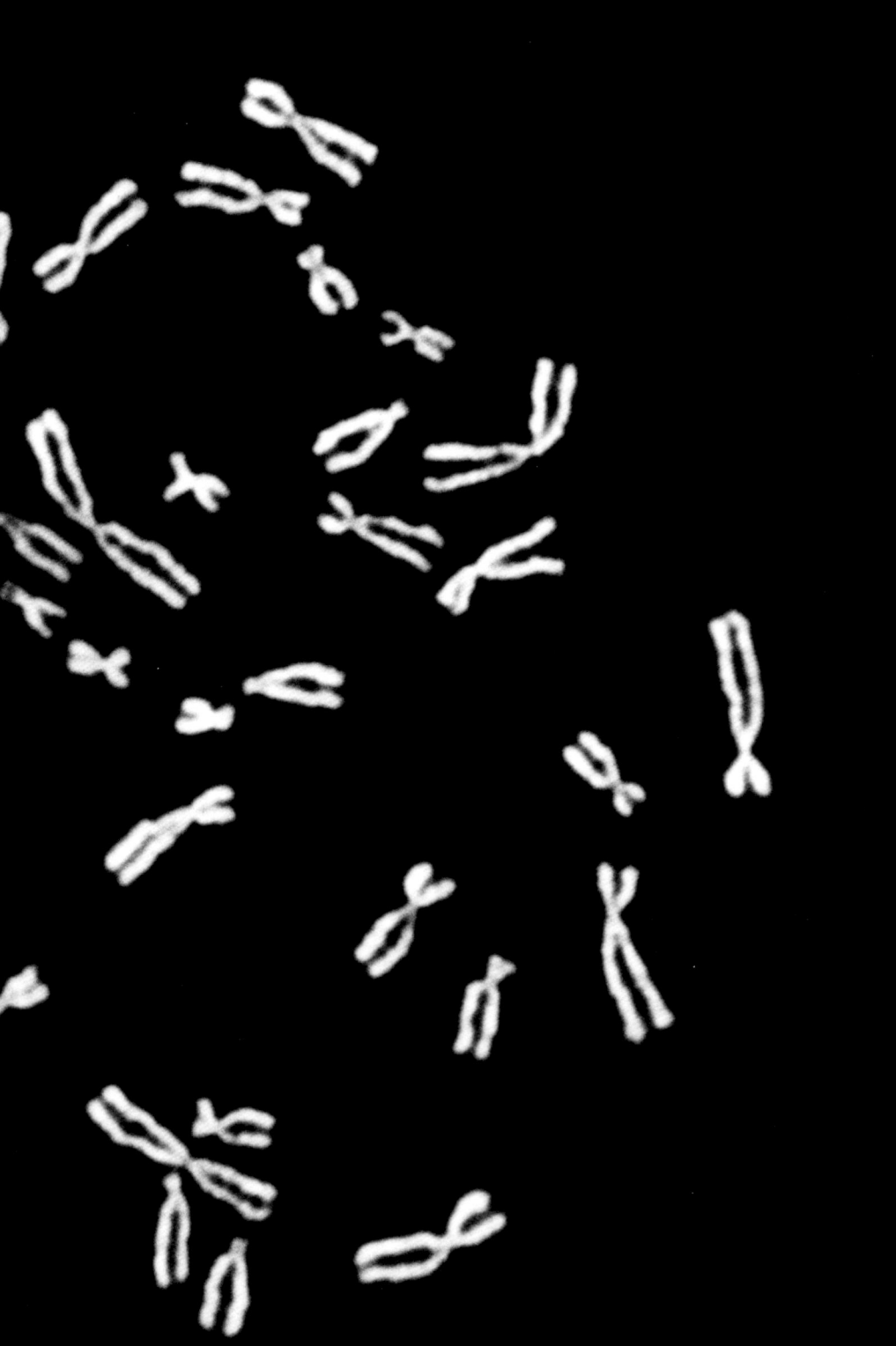

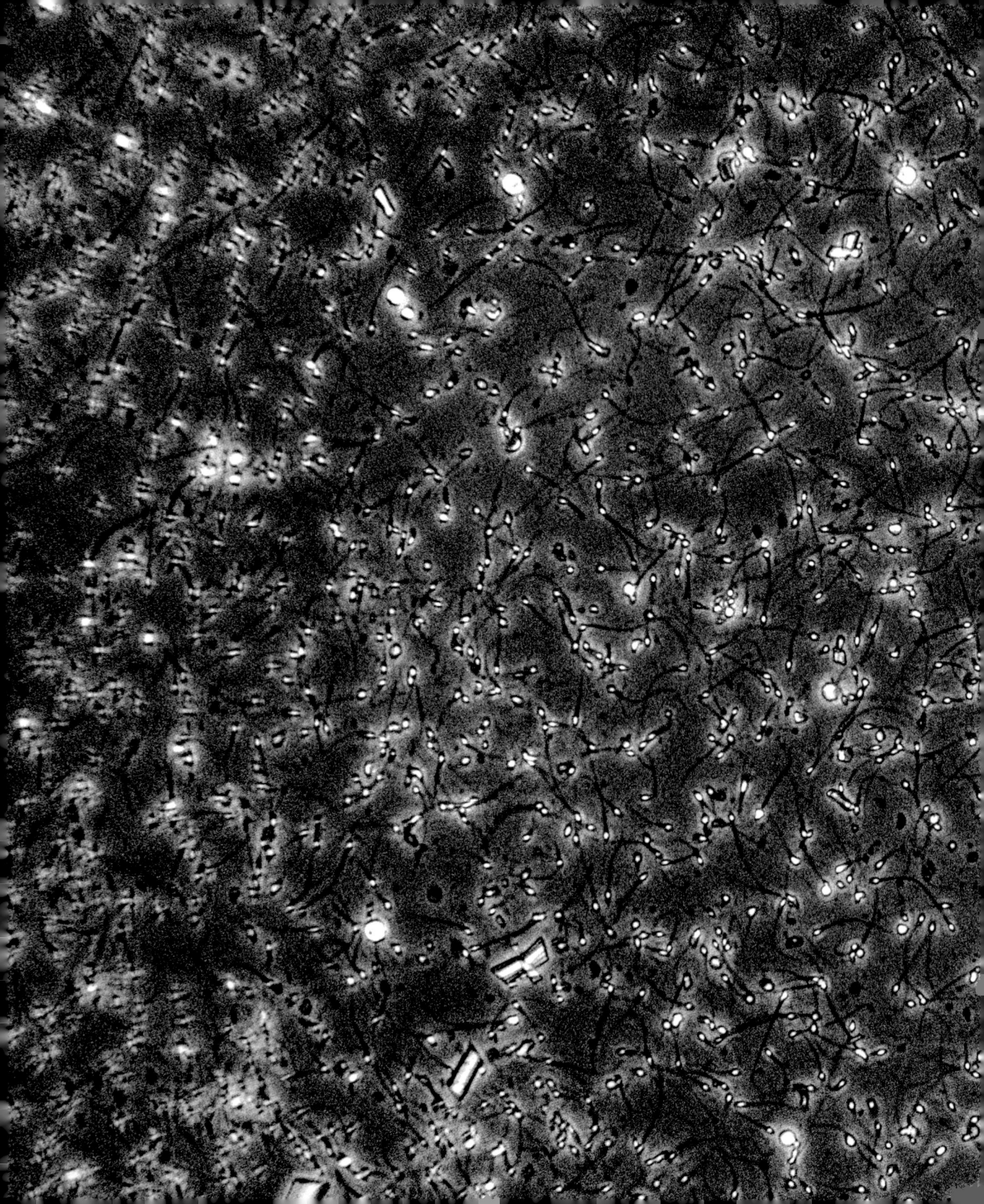

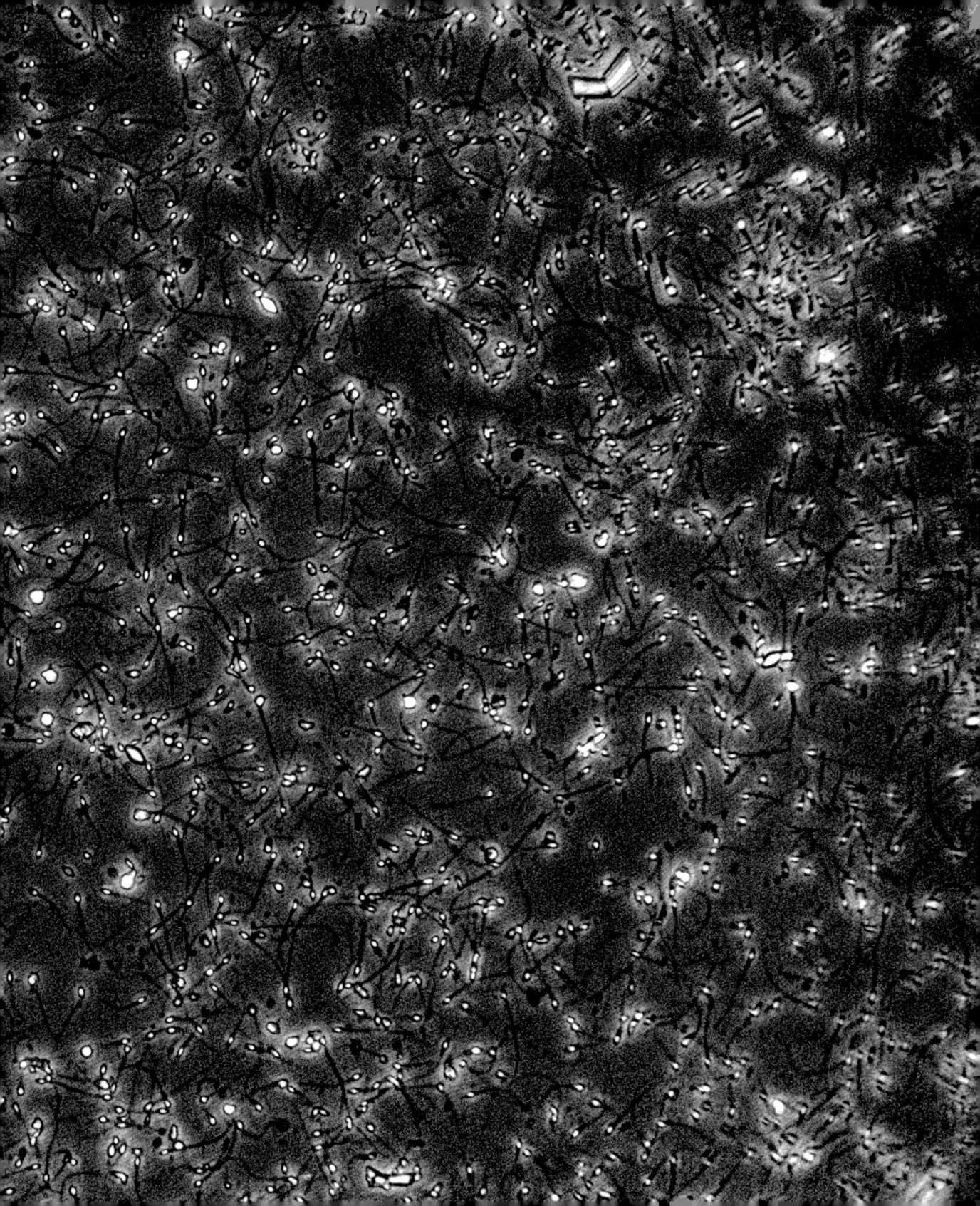

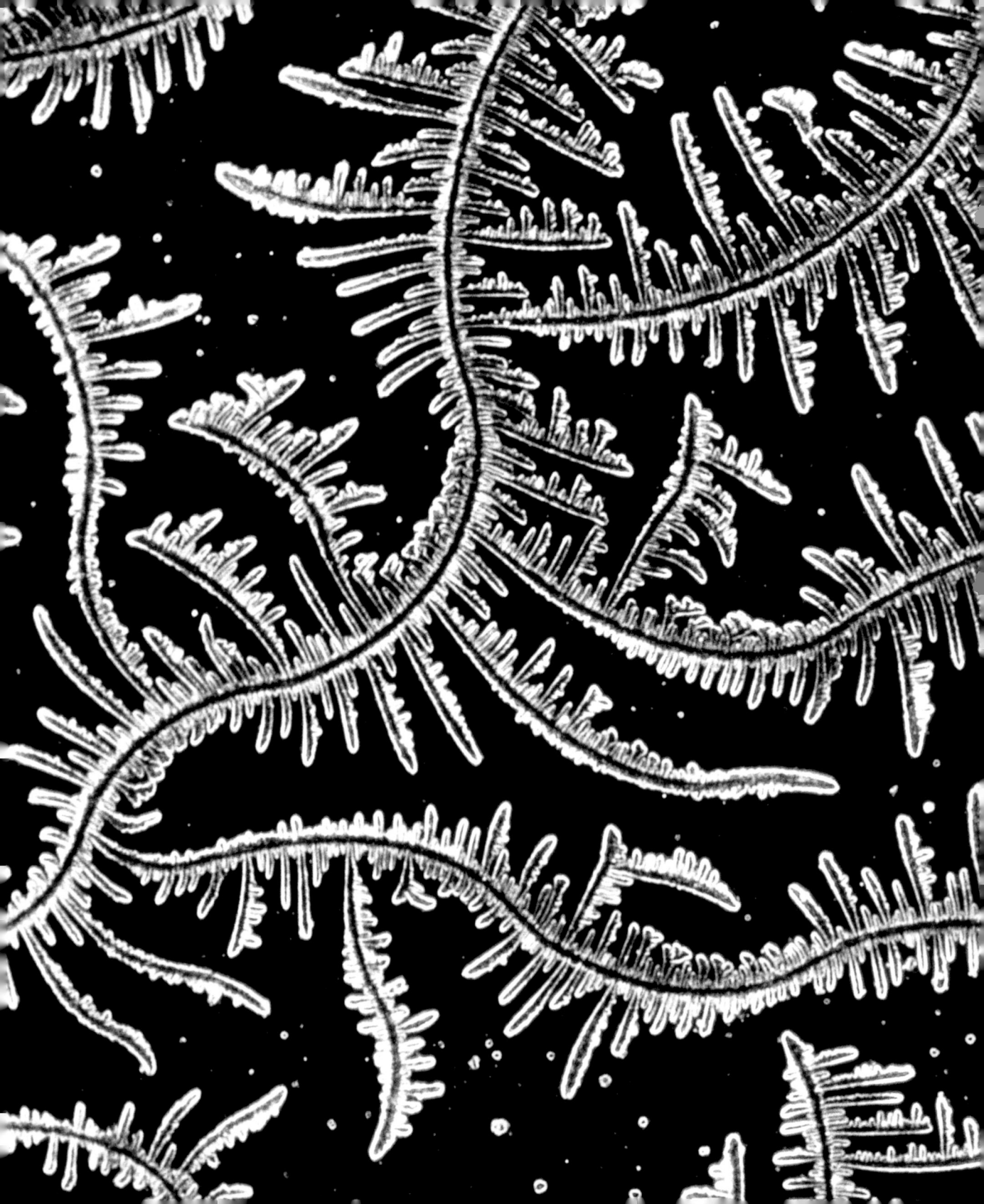

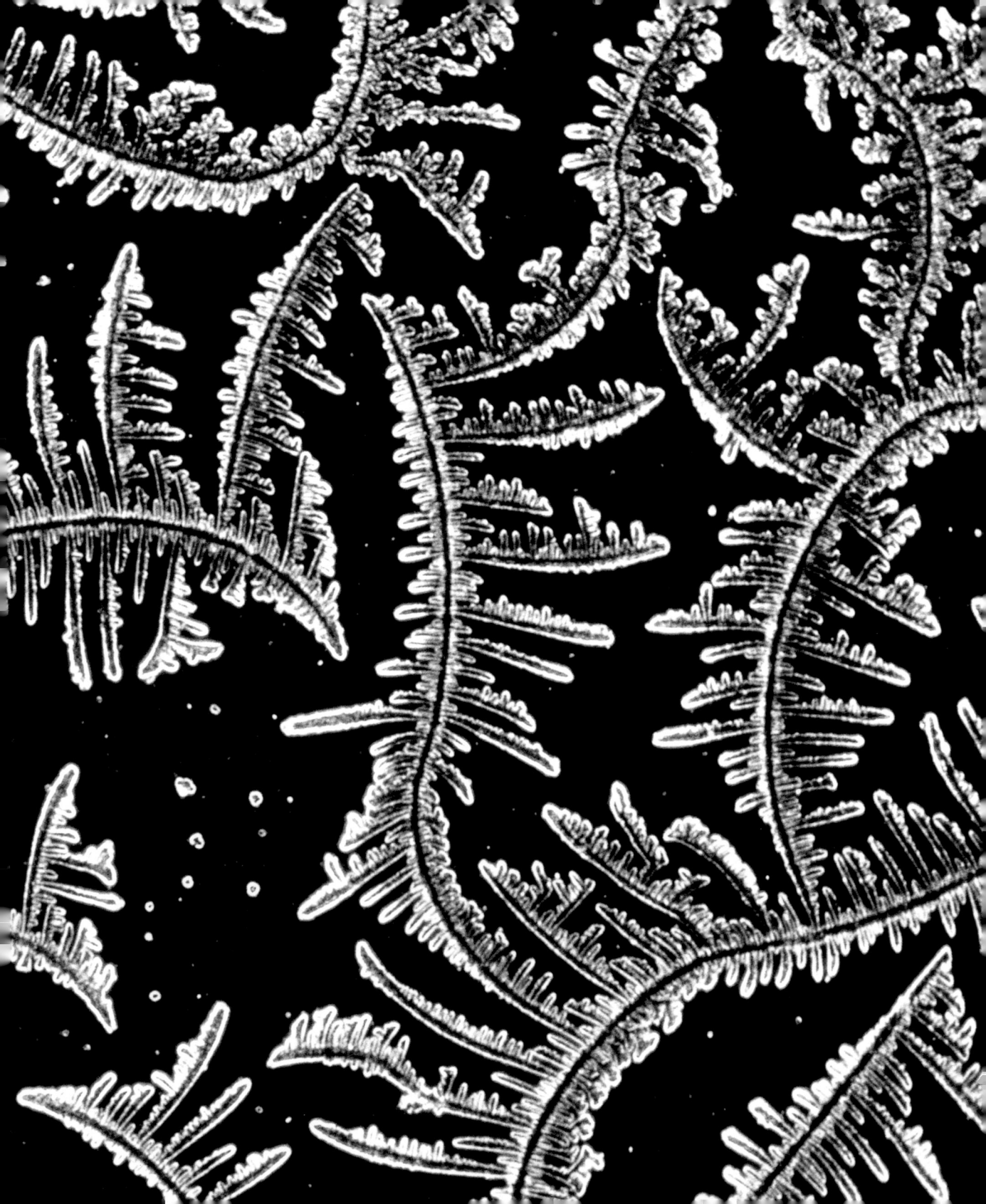

A Child is Born   卵 子 28   精子 50

受精 72　　　　　妊娠 120　　　　　出生 210

排卵直前の栄養膜で覆われた卵子。

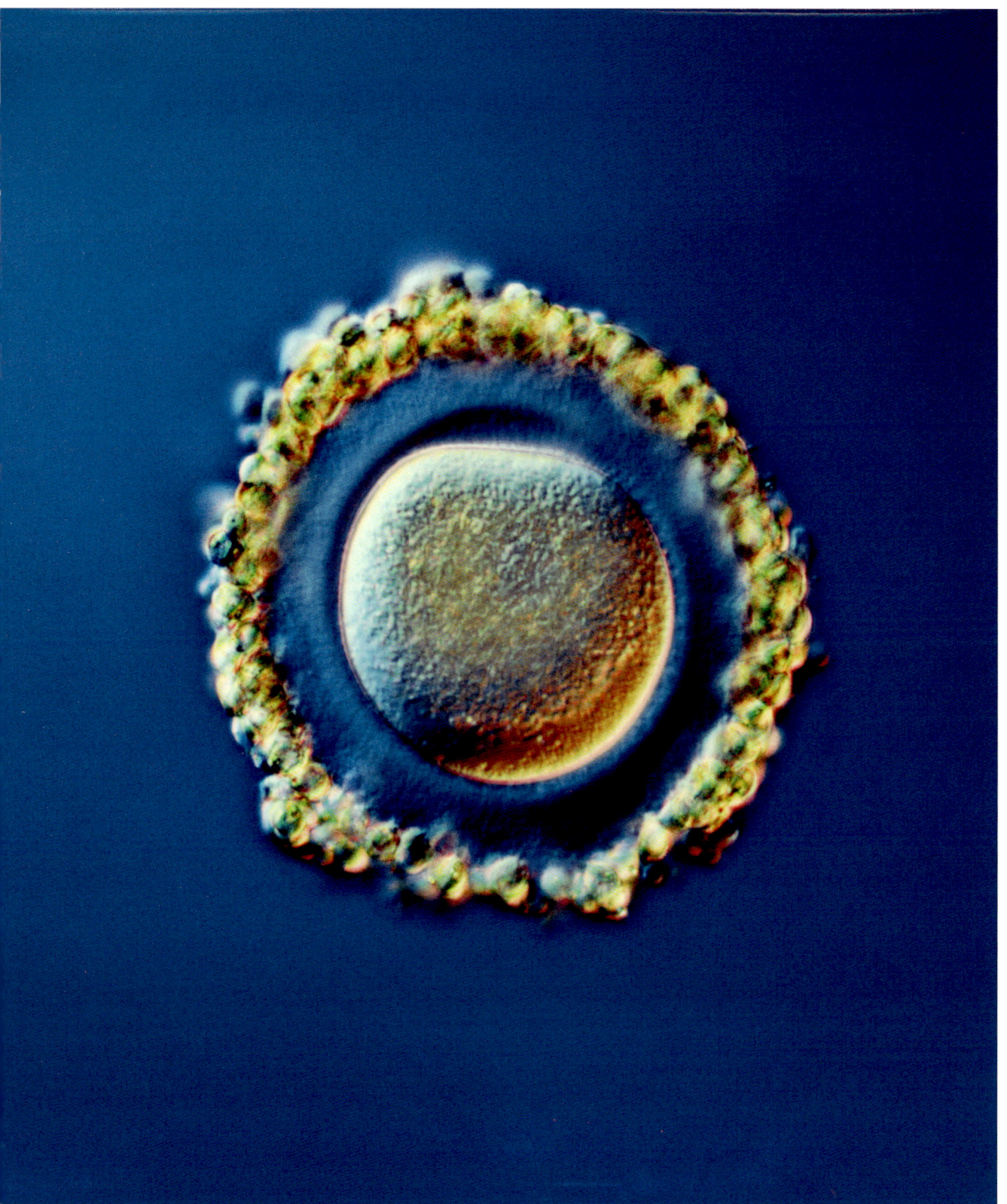

卵巣の卵胞から排出された卵子が、卵管の漏斗部に吸い込まれる瞬間。

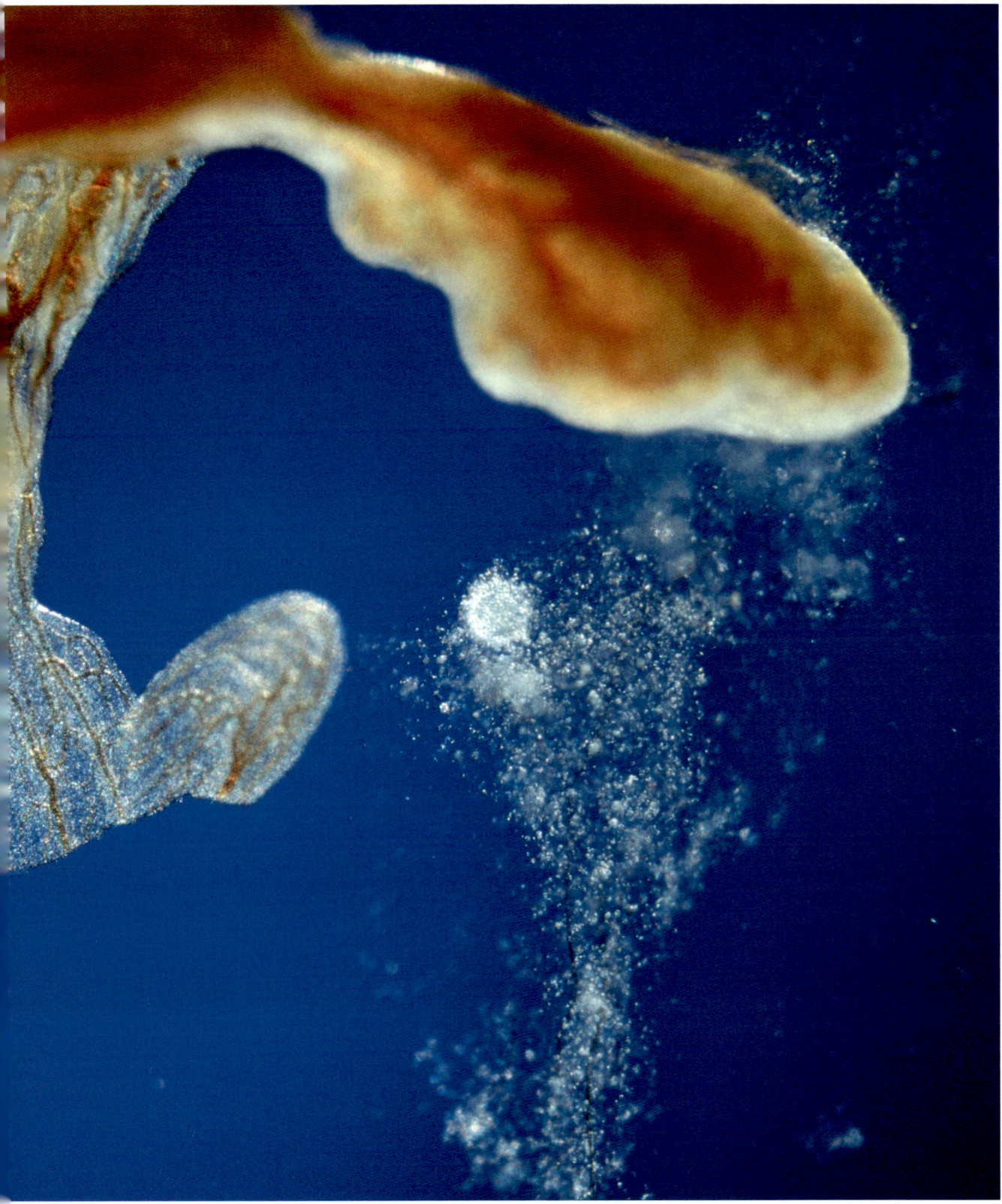

卵子を移動させることができる襞(ひだ)が存在する卵管の粘膜(ねんまく)表面。

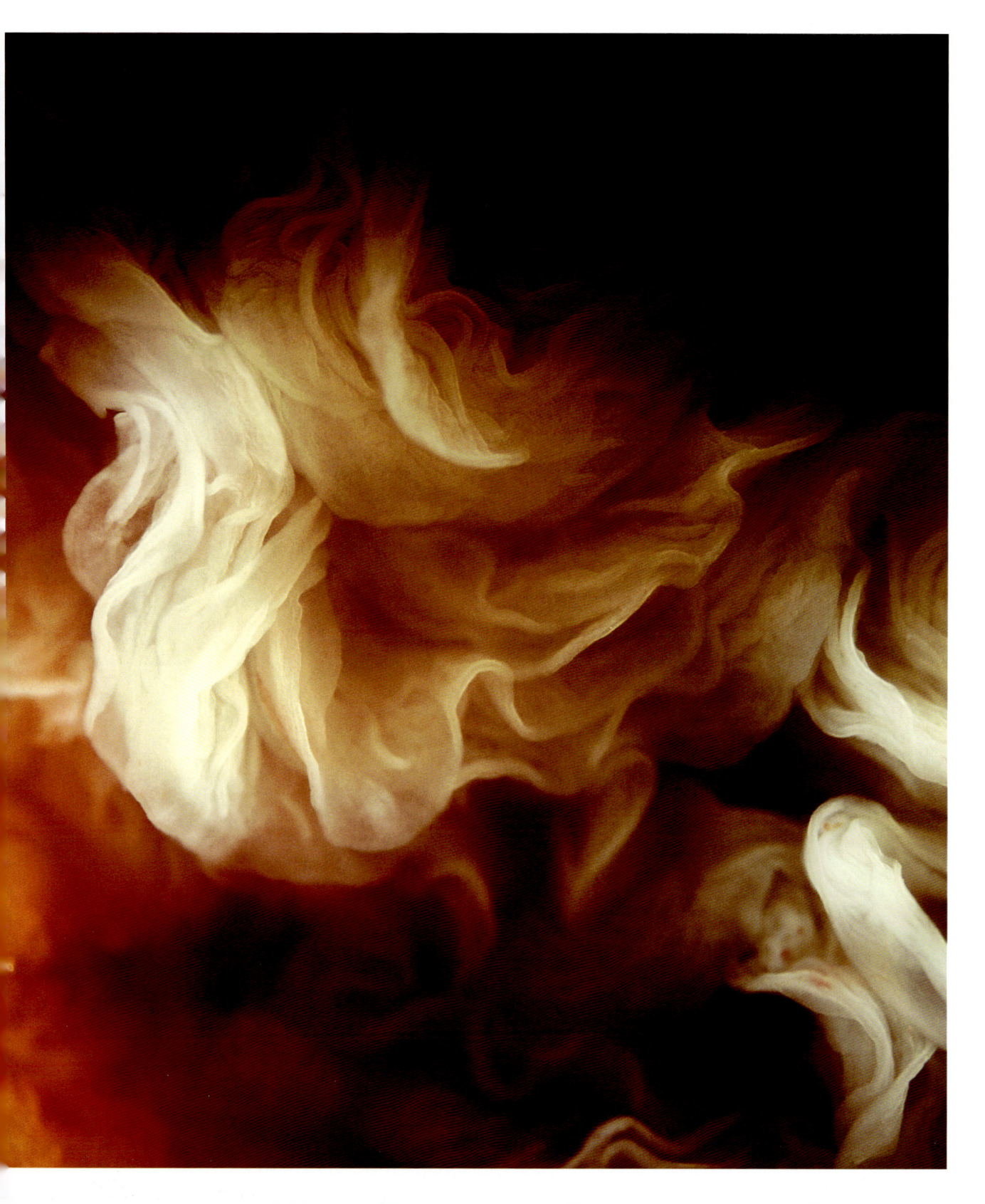

液体成分に富む卵胞が破裂し、黄体を形成する。

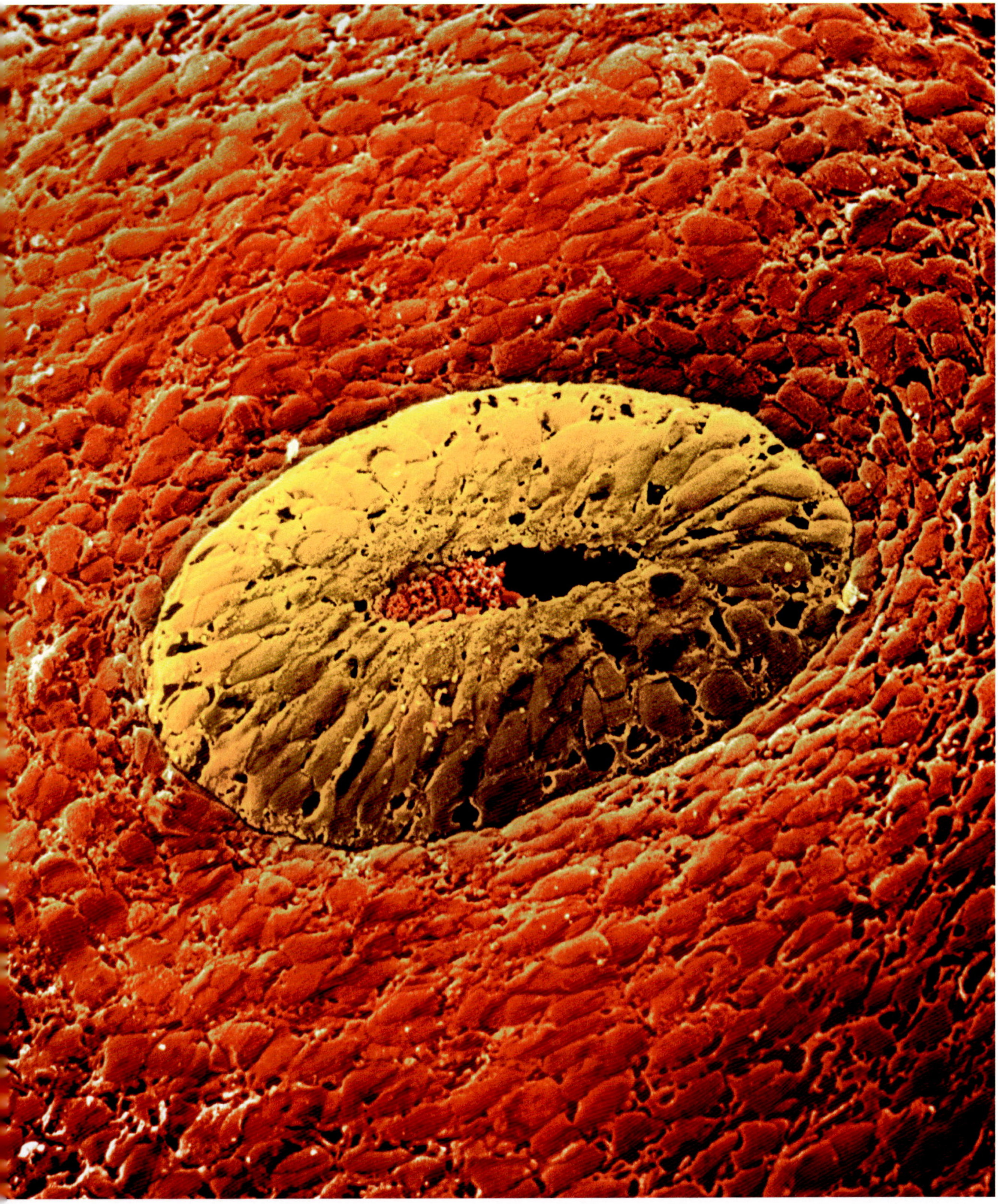

成熟した卵子の細胞質の端にある極体に集まった半数の染色体。

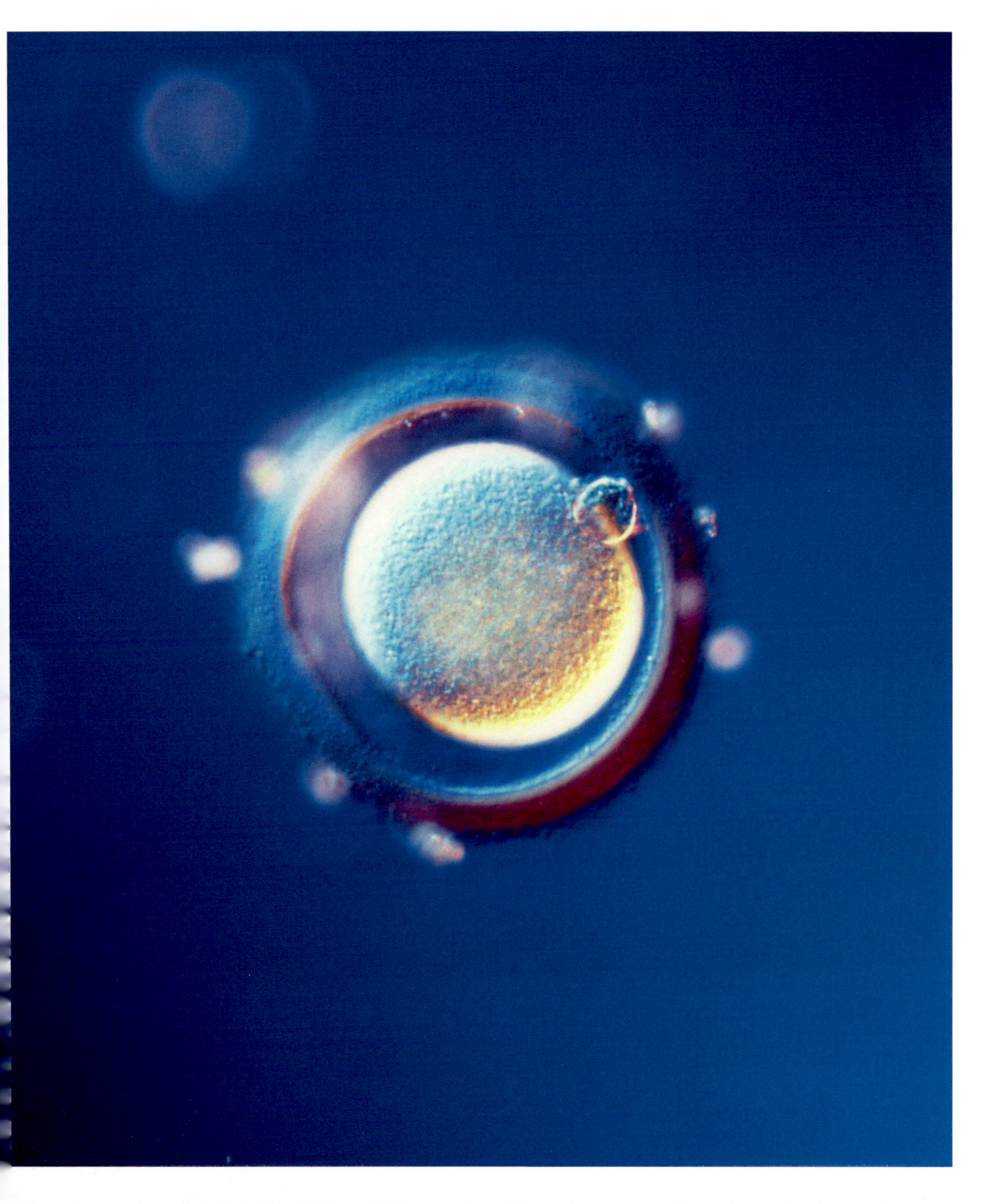

多くの栄養膜がまだ残っているが、段階的に卵子の表面が露出。

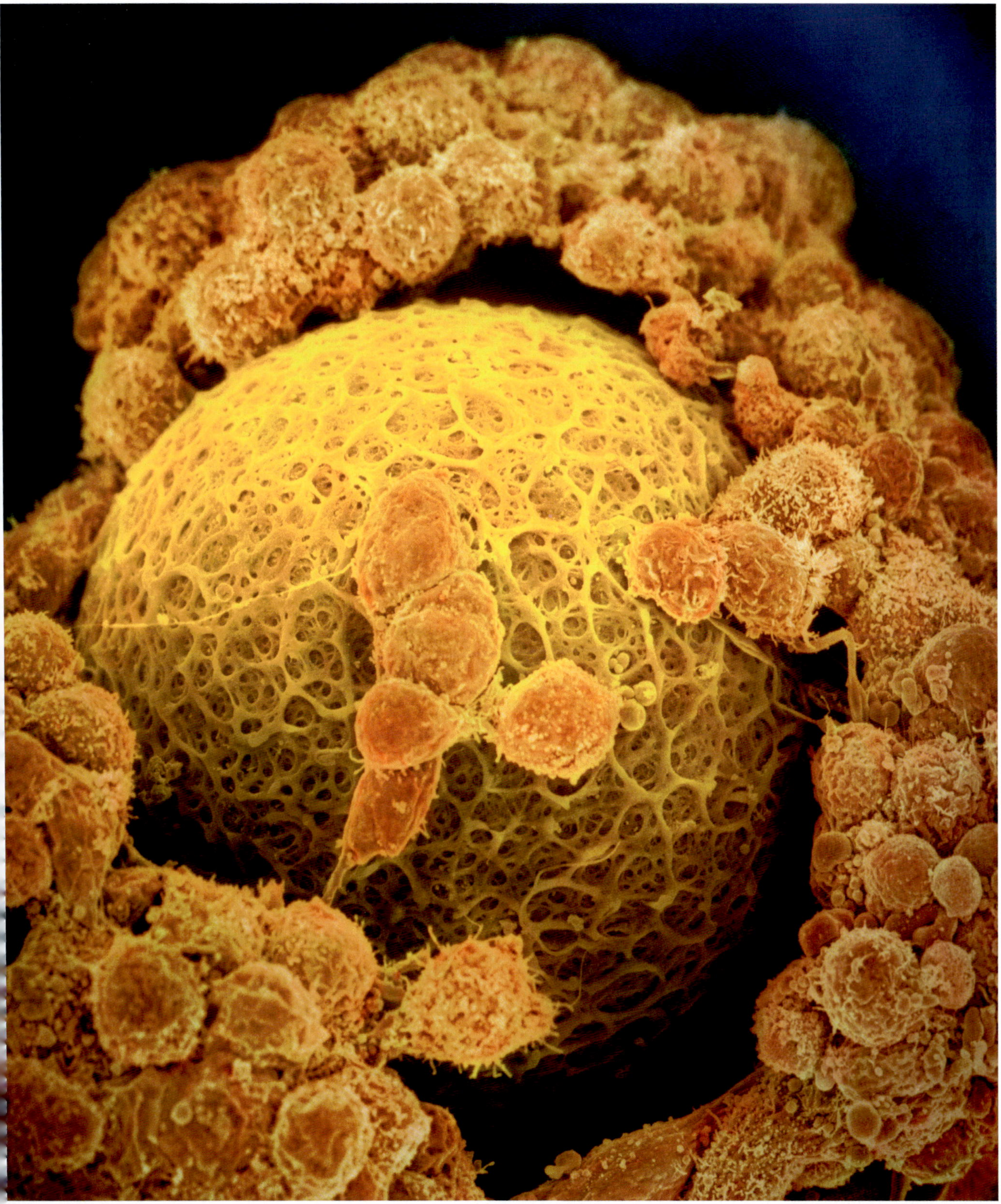

卵管の表面で、卵子が精子の到来を待つ。

p.44　卵管の粘膜上で、卵子が回転して受精を待つ。

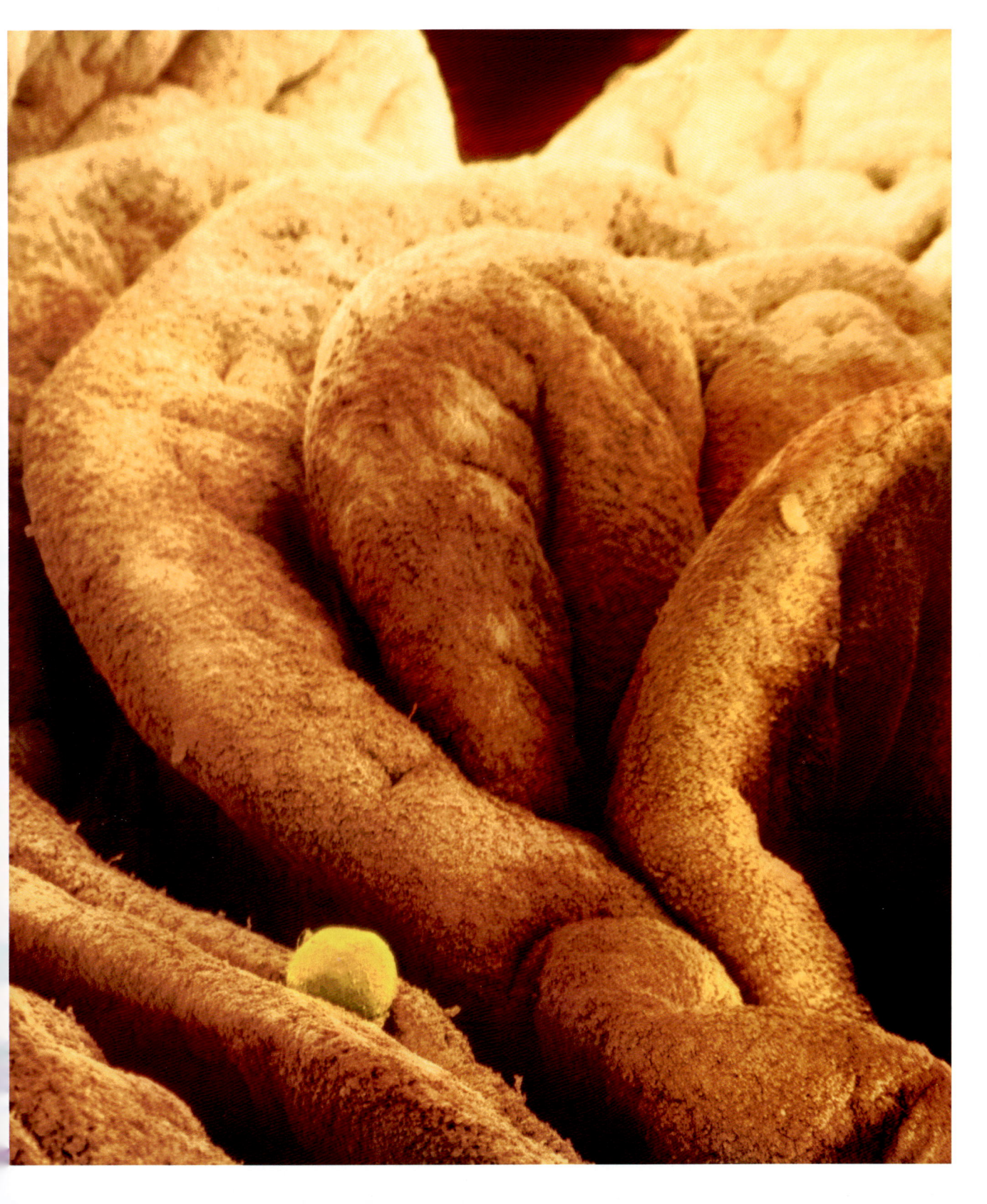

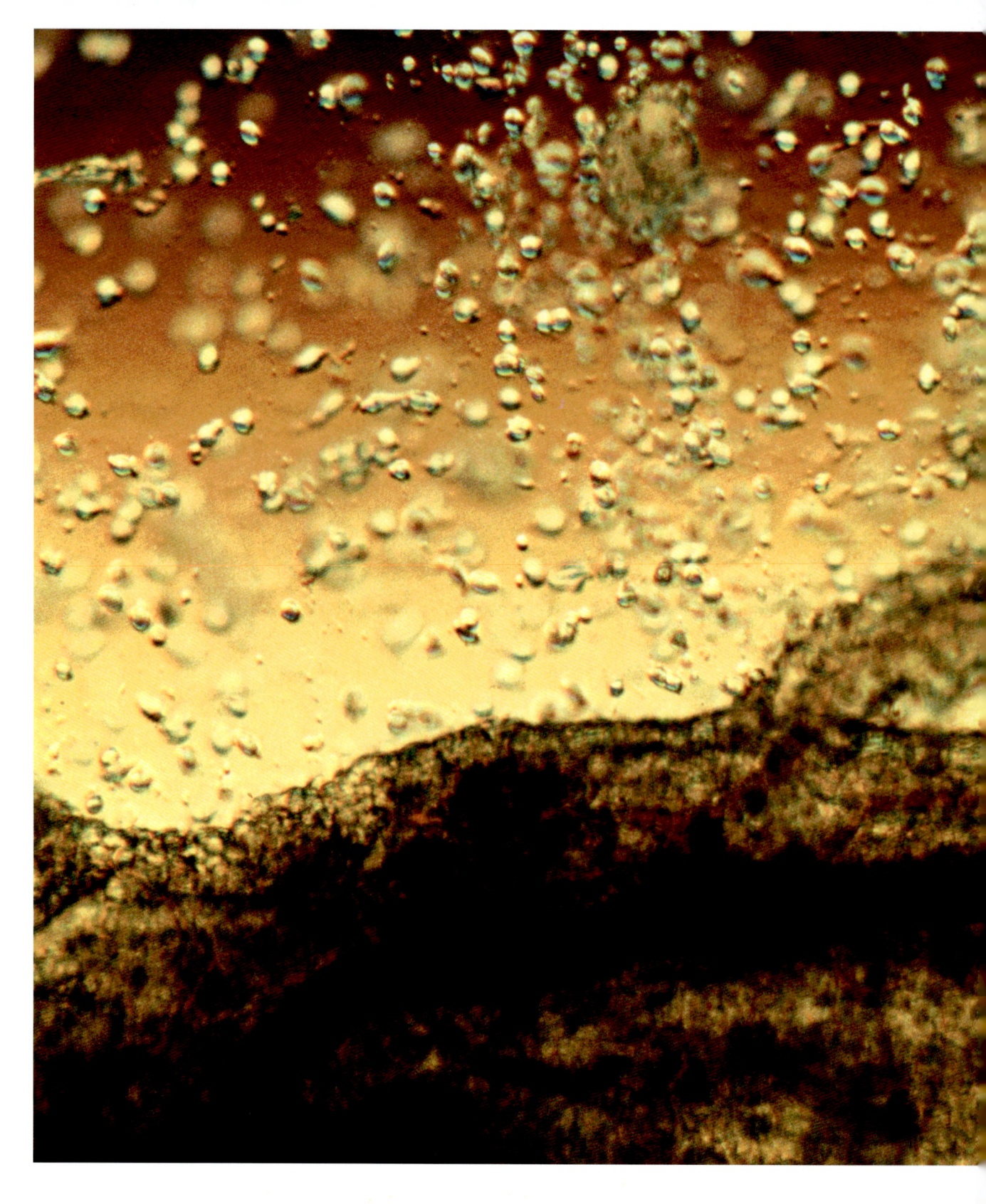

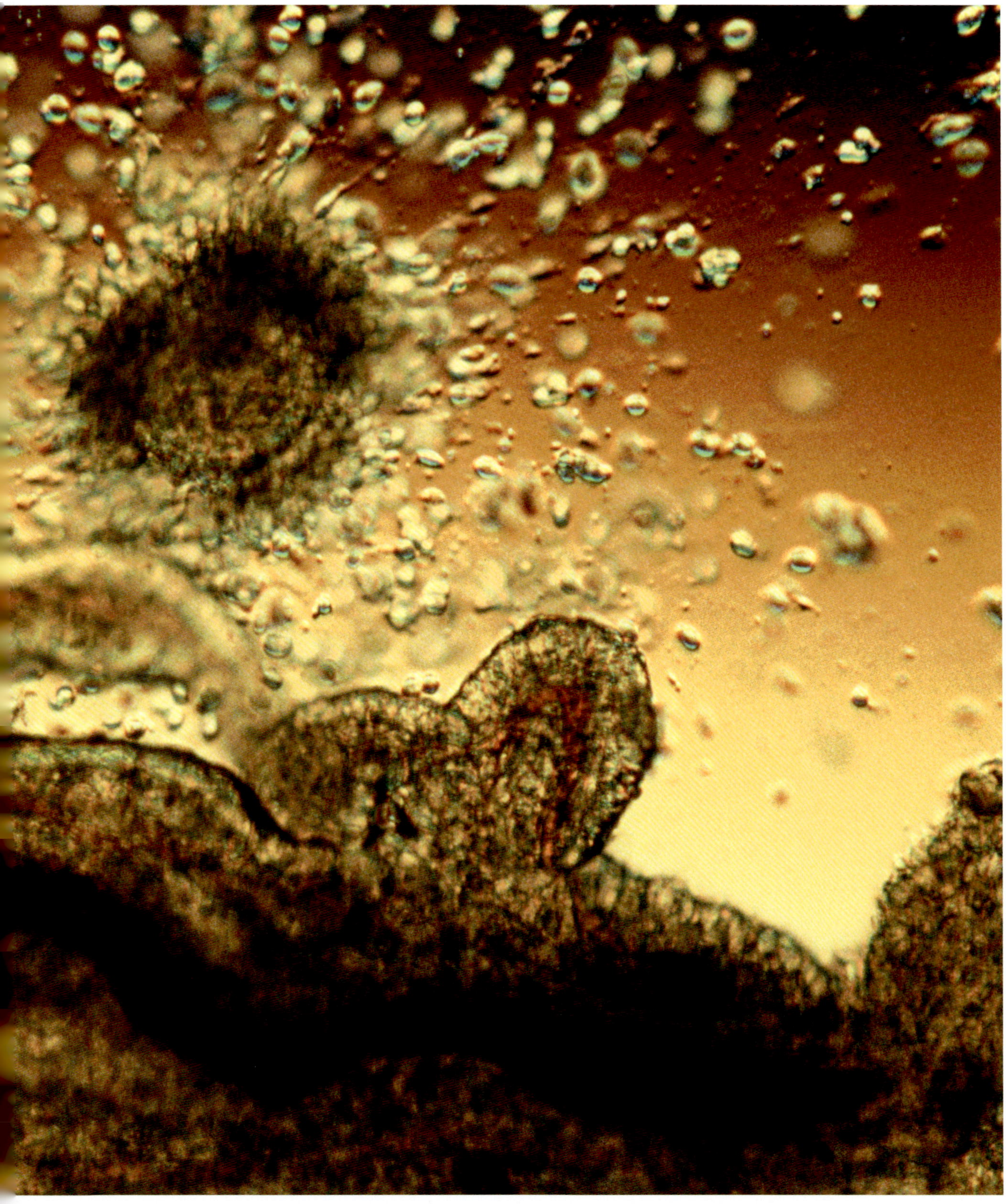

卵子

女性の卵子（卵母細胞）は生体内で一番大きな細胞である。成熟した受精時の卵子の大きさは約0.1mmで肉眼で確認できる。ただし、遺伝情報が収納されている細胞核は小さい。核を囲む細胞質には、さらなる遺伝情報を含むミトコンドリアが存在する。このミトコンドリアは細胞全体のエネルギーを供給する役割も担う。

女性が生涯で産生する総卵子数は400万～500万個であり、胎児初期の14週には胎児卵巣内に準備される。出生時には卵子数は100万個に減少し、15歳時には約20万個に減少する。思春期が来て妊娠可能年齢となると、卵巣内に保存された卵子のなかで、毎月1個が妊娠可能な状態に成熟する。これに先立ち、思春期の女性の卵巣は女性ホルモンであるエストロゲンをより多く分泌し、体型を女性型に変え、そして月経周期を開始させる。月経周期は、初期は不規則であるが、徐々に規則的となる。これは卵子が規則的に成熟して排卵していることを意味する。

女性は、通常1回／月、月経出血終了後約2週に排卵する。心身とも健常な女性では、脳の下部にある下垂体から卵巣をコントロールするホルモンが分泌される。そして、卵巣はこのホルモンに反応してエストロゲン分泌が亢進し、いくつかの未熟な卵子を成熟させていく。通常どちらか一方の卵巣にある小さな卵子の塊がこのホルモン刺激に反応する。卵胞に囲まれた卵子が4～5個作成され、排卵の準備が整う。しかしながら、これらの排卵の準備が終わった卵胞のなかから1個のみが卵巣表面に移動して卵子を放出して排卵する。およそ30年の生殖可能年齢の間に、約400個の卵子を女性は排卵する。

この排卵の過程は数分間で終了する。卵胞には、1個の卵子とともに、10～15ml程度の液体が含まれ、その中には約100万個のエストロゲン分泌細胞が存在する。実際には排卵の数時間前に、

卵子は遺伝情報の半分を卵子細胞の表面にある丸い極体付近に集結させる。残りの遺伝情報である23個の染色体は細胞核に収納されたままである。一方、卵子全体は数層の栄養細胞層に覆われている。この層は、排卵後も卵子とともに卵管漏斗部に移動する。なお、この漏斗部は卵巣の排卵部位のすぐ近くまで大きく広がっている。

一旦卵子が漏斗部に到達すると、卵管膨大部に留まり、精子が到着するのを待つことになる。一方、表面の栄養細胞層は変性して剥がれ落ち始める。もし受精が起こらないと、排卵後2週以内に月経血として排泄される。月経血には、剥がれた子宮内膜の表面が含まれ、3～5日間出血が持続する。この内膜は、受精が起こった時には受精卵が着床するための部位で、剥がれ落ちた後は新たな内膜が形成される。すなわち、月経の終わりは新たな約4週間の月経周期の始まりである。

A Child is Born　　　　　卵子 28　　　　　精 子 50

受精 72　　　妊娠 120　　　出生 210

精子の縦断面　遺伝情報は頭部に保存される。

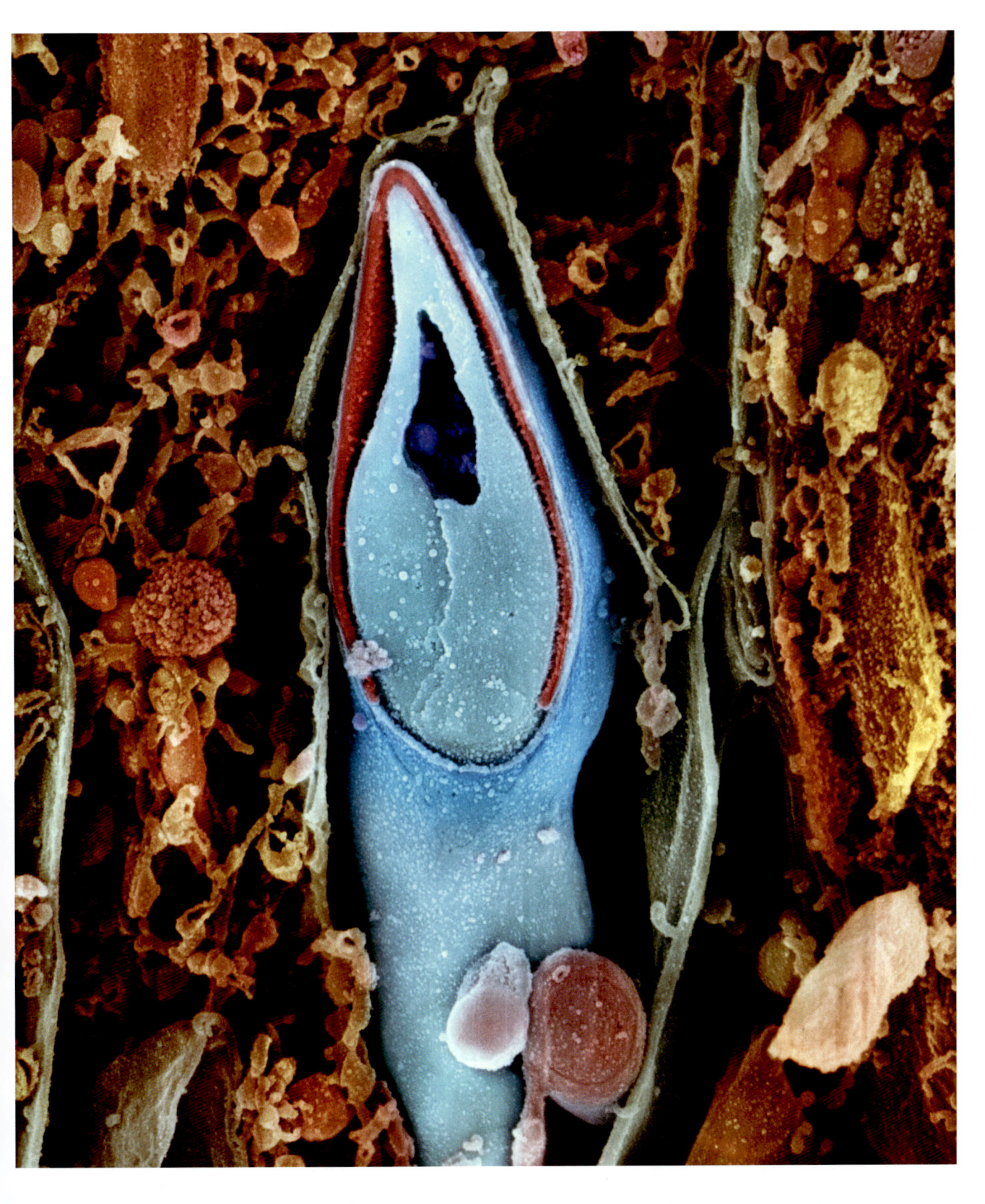

数百万個の精子が、睾丸のコイル状の精細管で産生される。

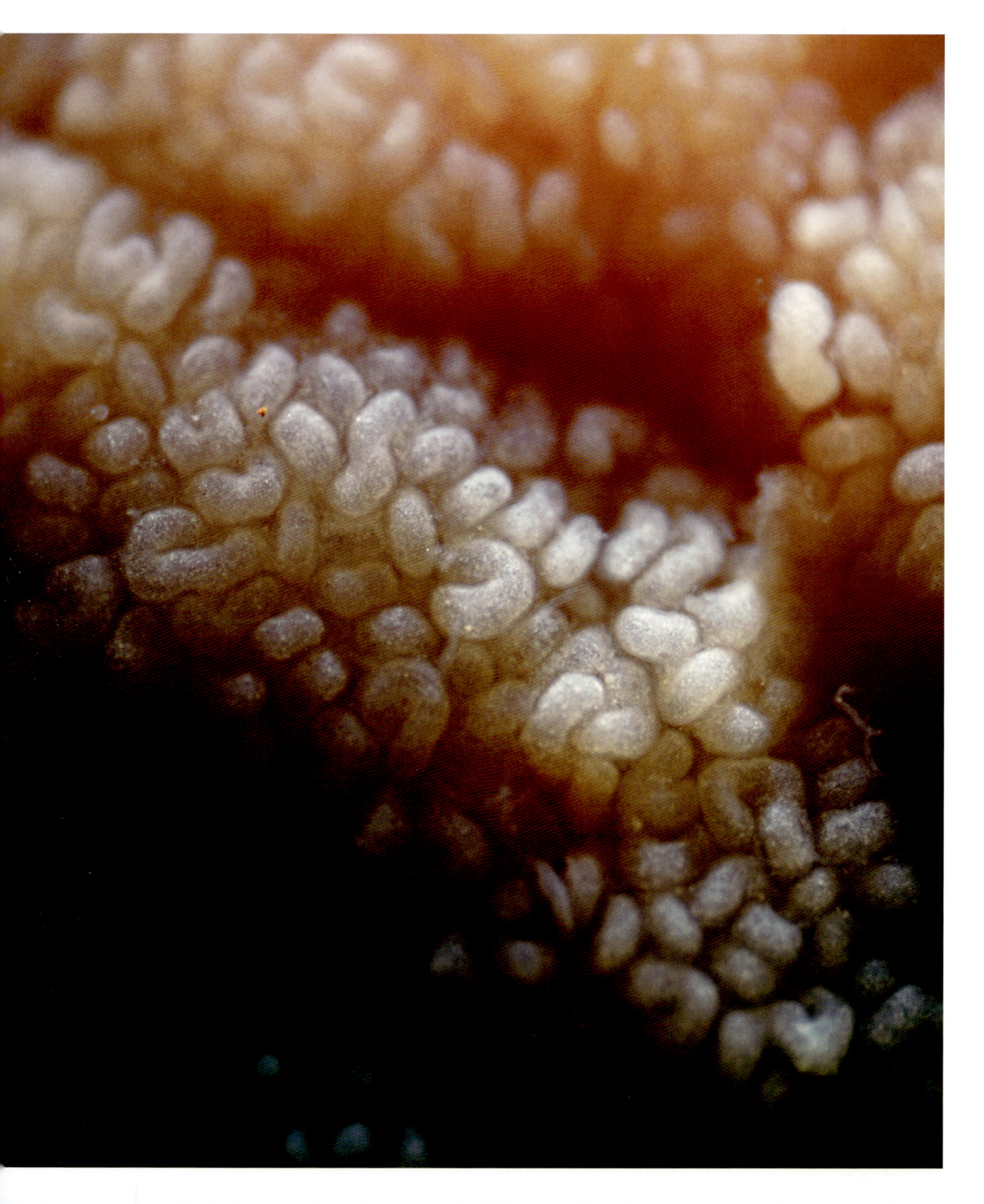

精細管の横断面では、中央にほぼ成熟した精子が見られ、これらはこの後精巣上体に運ばれる。

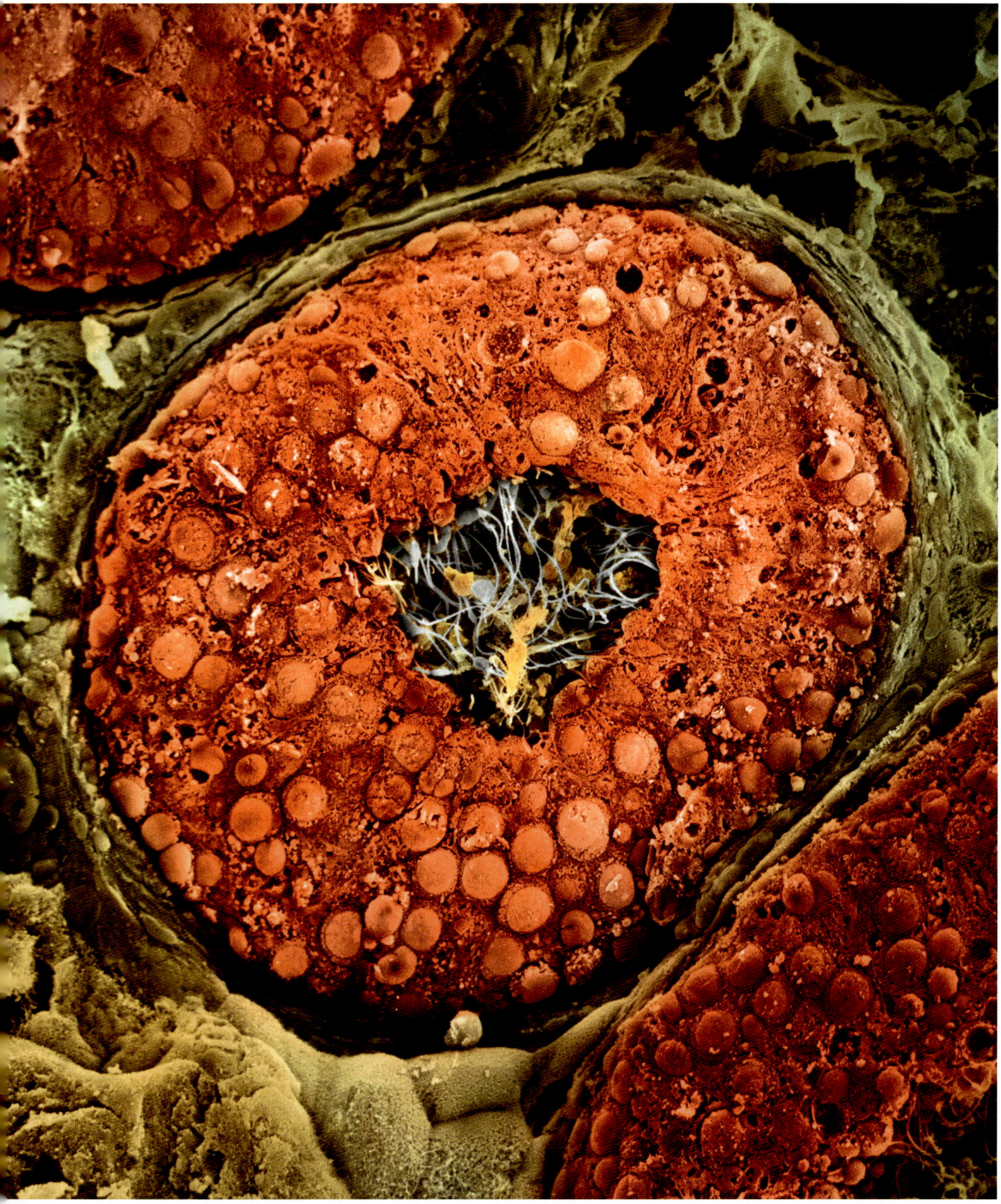

精細管内では精子が成熟中に2個に分裂し、おのおの23個の染色体を持つ。

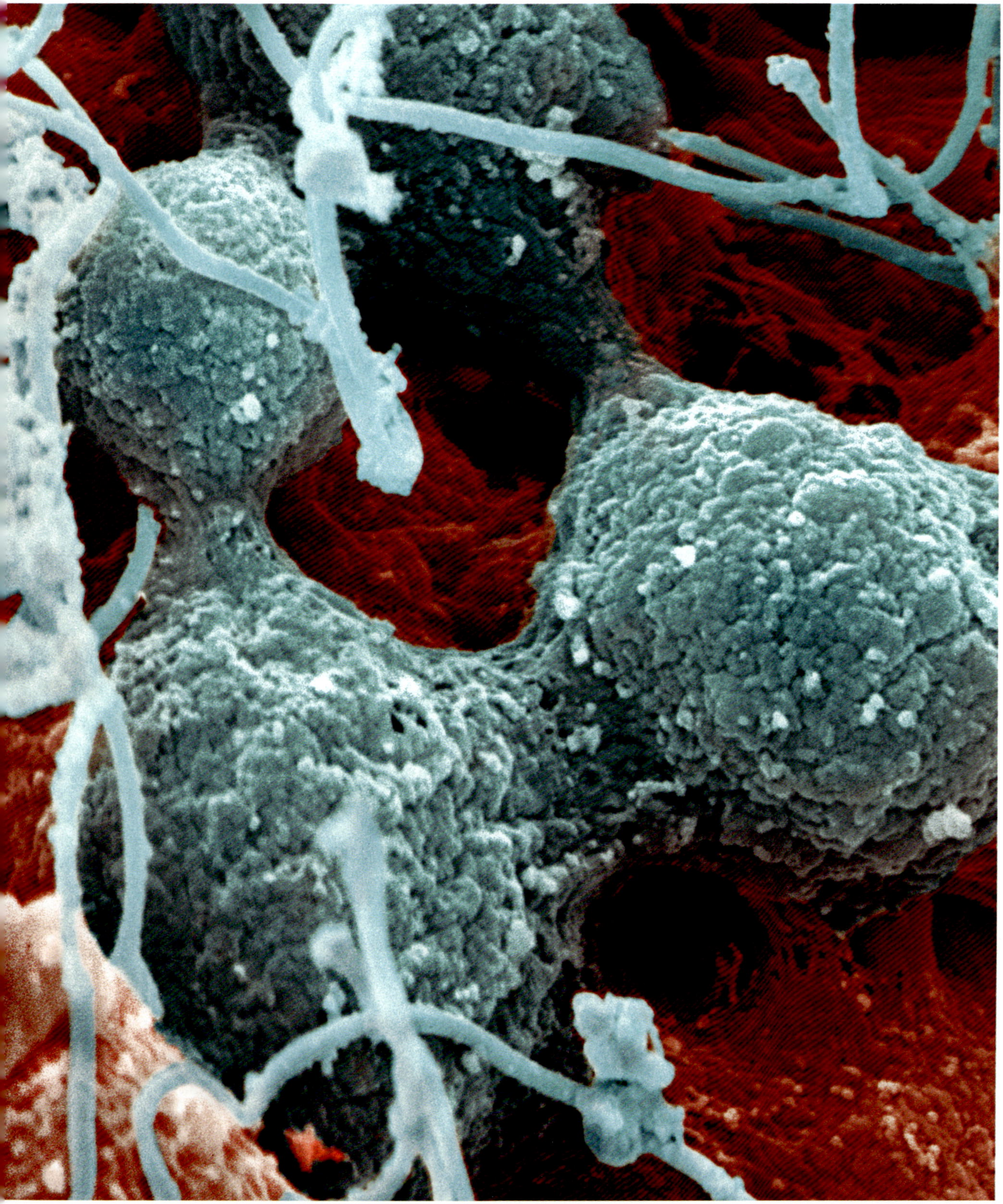

丸い頭部とまだ原始的は尻尾を持つ未熟な精子が、精細管内に塊として存在する。

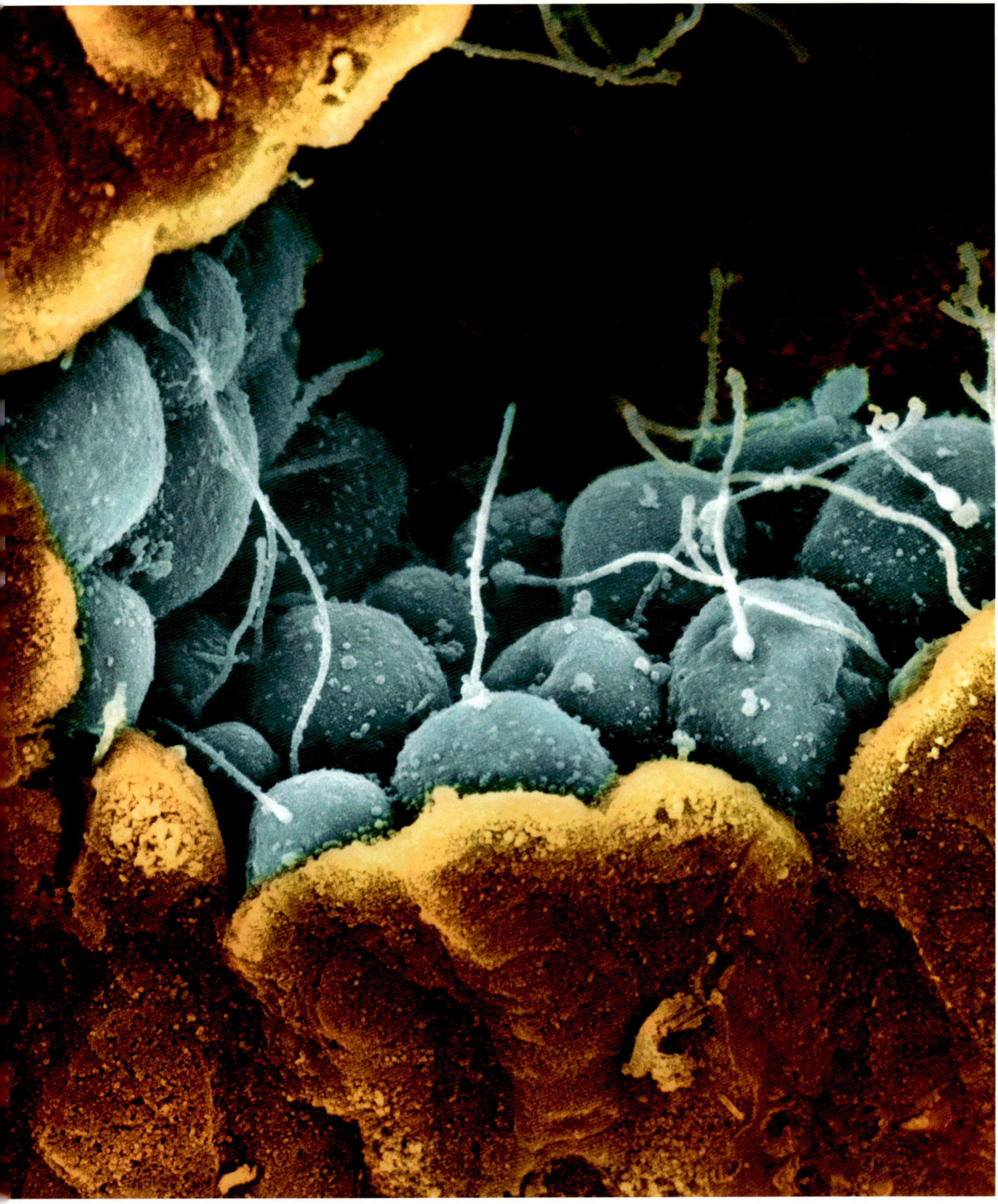

精子が成熟すると、より流線型となる。

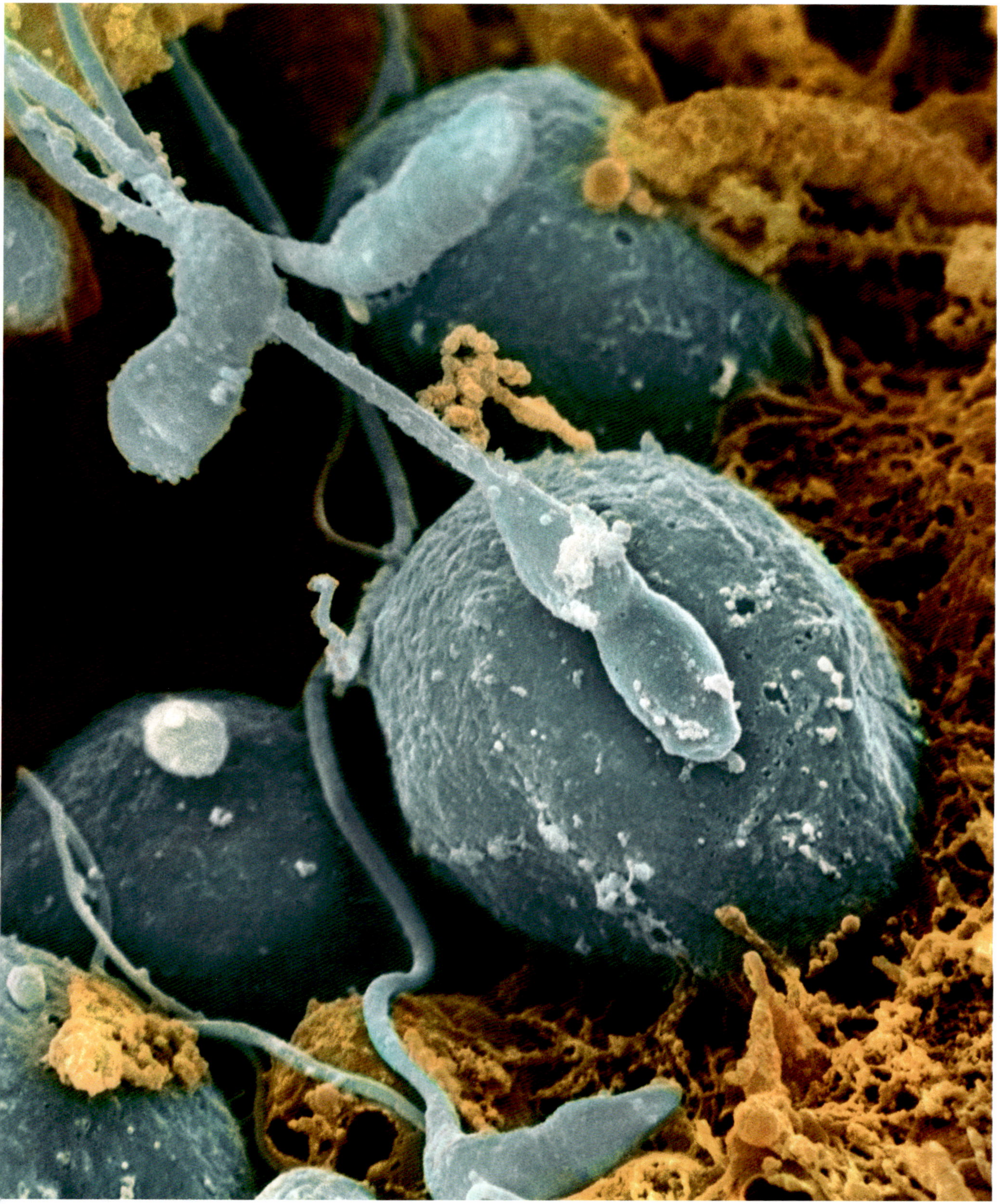

精巣上体に集まった成熟した精子で、尻尾は完成しており、運動能力を有する。

p.66 数百万個の精子が子宮頸管を通過して、卵管で待つ卵子に辿り着こうとする。

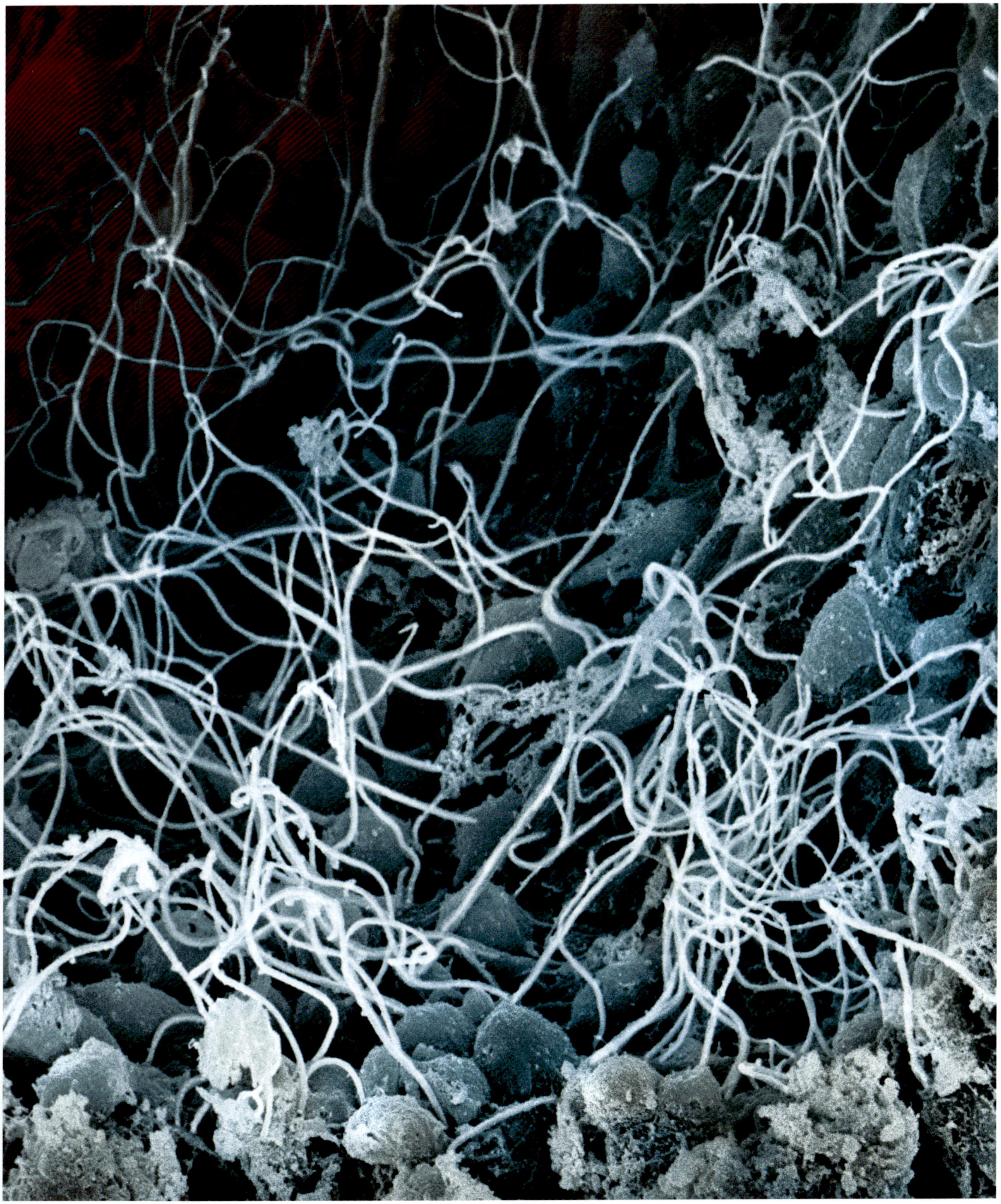

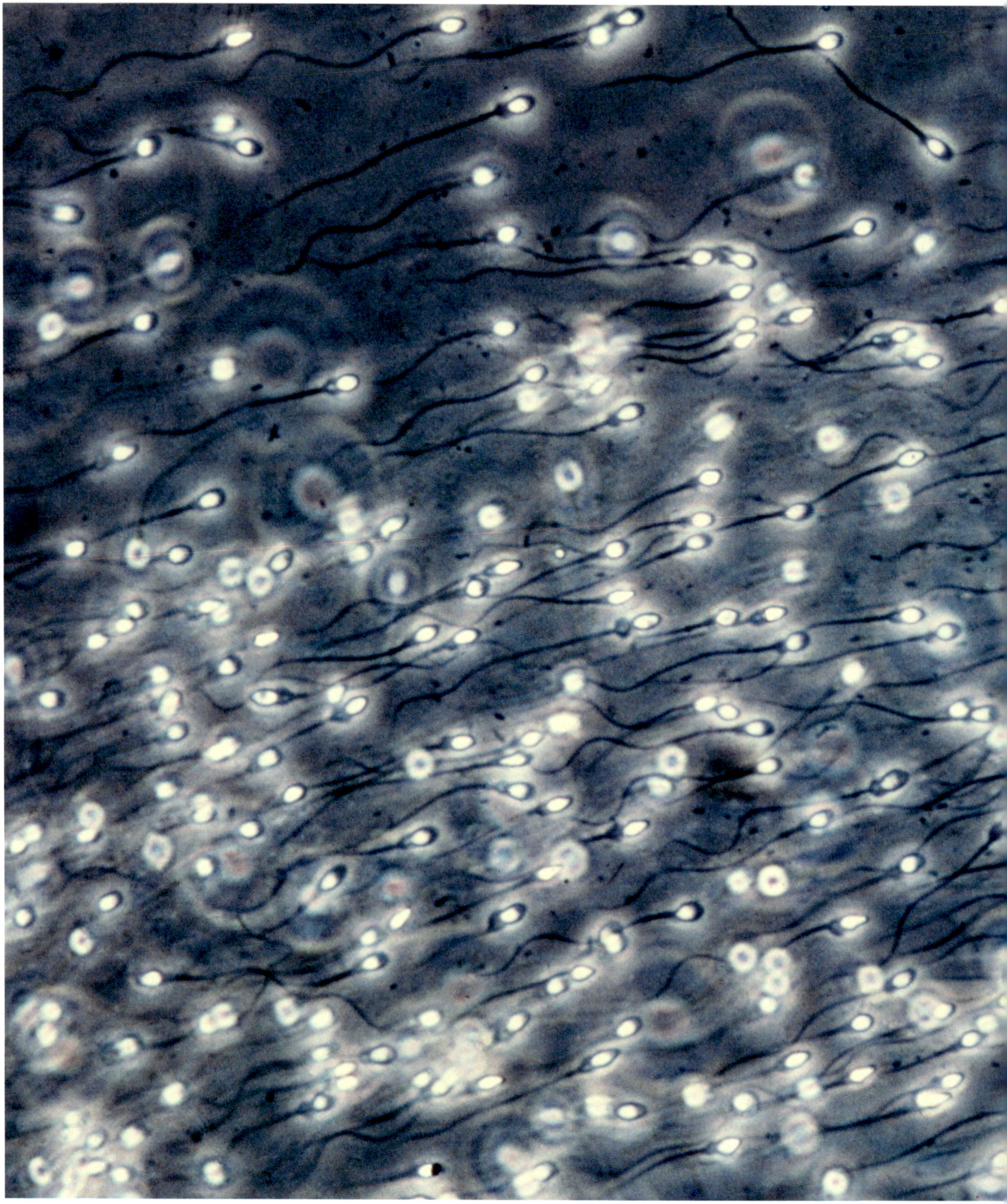

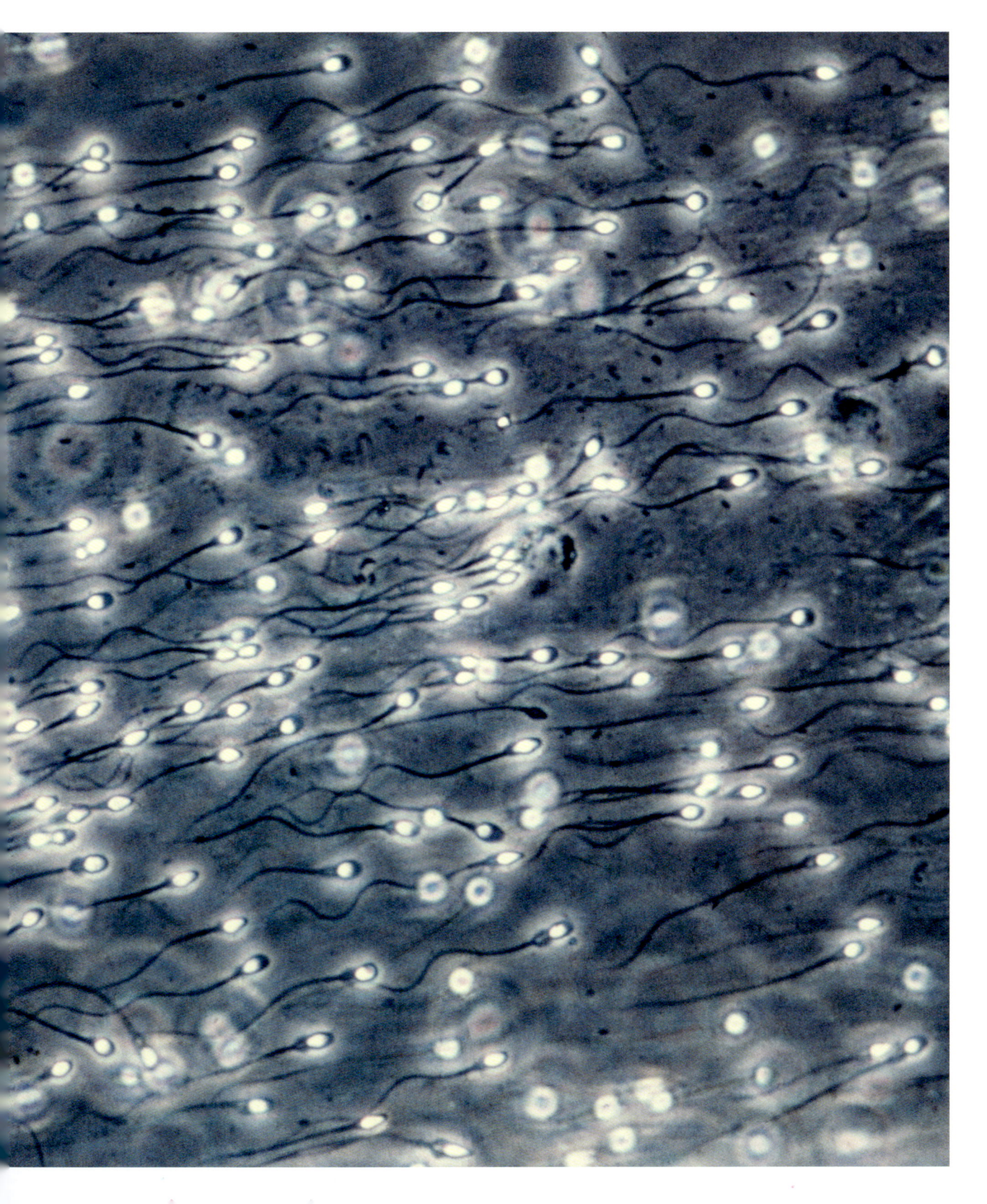

精子

新生児の睾丸にはすでに数百万個の未熟な精子が存在する。女性と同様に、生殖能力のある精子の産生は下垂体からのホルモンによってコントロールされている。この時期は12～13歳頃であり、同時に男性ホルモンであるテストステロンを分泌する。このホルモンの影響で、筋骨格が男性型となり体毛が増加する。もっとも、睾丸の一番重要な役割は思春期に始まり、新たな生命を誕生させる過程の第一歩を担うことである。すなわち、数十億個の精子が1か月間に睾丸で産生されるのである。当然年齢を重ねると精子を産生する能力は低下するが、その能力は時として80歳代まで持続する。

睾丸での精子の産生には計70日以上が必要で、睾丸内にある精細管の曲がりくねった管腔内で産生される。この精細管はいくつかのコイル状の塊が集まってできている。精細管は合計数百メートルの長さを持ち、その内腔の外側部分で精子がホルモンのコントロール下に産生される。成熟した精子は管の中心部に集まり、次の移動の準備が整う。

精子は、産生段階で2回分裂し、4個の原始的な精子となる。2回の分裂のどちらかで、精子の染色体も分割されて46個から23個に半減する。同時にこの原始的な精子は尻尾を持つようになり、尻尾を先進部として管の中央部に移動する。この時点では精子は自らの運動性を持たず、管内部を流れる分泌物とともに受動的に移動する。そして、小さな精細管は集合して太い管を形成する。これが精子の貯蔵庫と言われる精巣上体である。そこで互いに密集した状態で精子は成熟し、体部は最終的な形態となり、尻尾は運動能力を獲得する。

精子は長くは生存できないので、もし射精されなければ、最終的に死滅する。そして、より生殖能力の高い新しい精子が蓄えられ

る空間を順次提供することになる。

成人が射精する時には、最高500万個の精子を含んだ3〜5mlの精液を放出する。精子の産生過程は女性の卵子のそれと比べて明らかに再現性に欠けている。そのため、運動性の無い欠陥のある精子が多く産生される。さらに、卵子に含まれる遺伝情報は比較的保たれているが、精子の遺伝情報は大きく変動する。すなわち、遺伝学的には、卵子はヒトの遺伝情報を維持する立場であるが、精子はいつも変化を求めている。したがって、精子がヒトの進化に重要な役割を果たしたと言える。

A Child is Born　　　　　卵子 28　　　　　精子 50

受 精 72　　　　　妊 娠 120　　　　　出 生 210

卵管の襞(ひだ)の上を、卵子に向かって移動する精子。

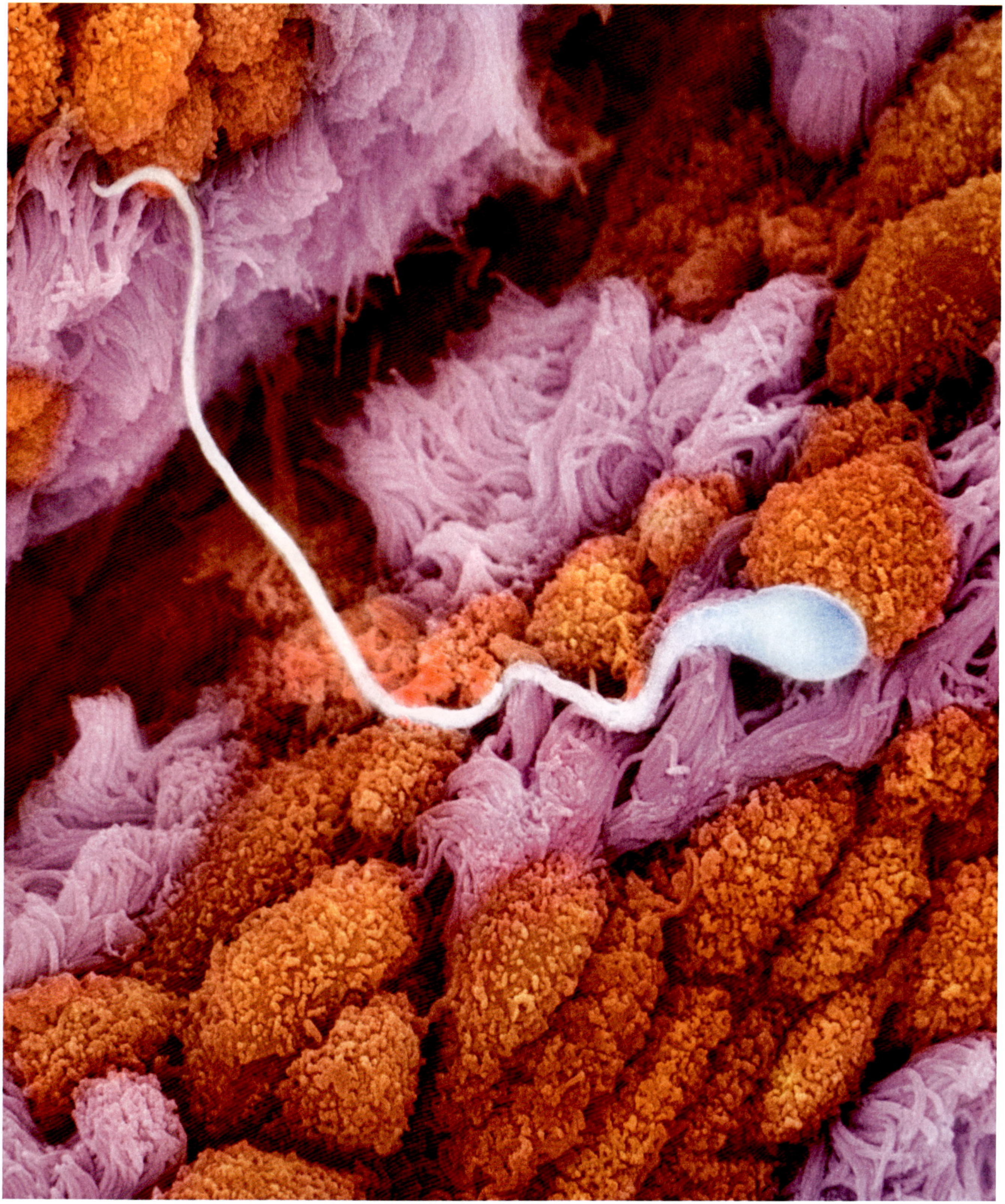

長距離を移動した精子の最初の一つが、表面の一部がむき出しとなった卵子に到達する。

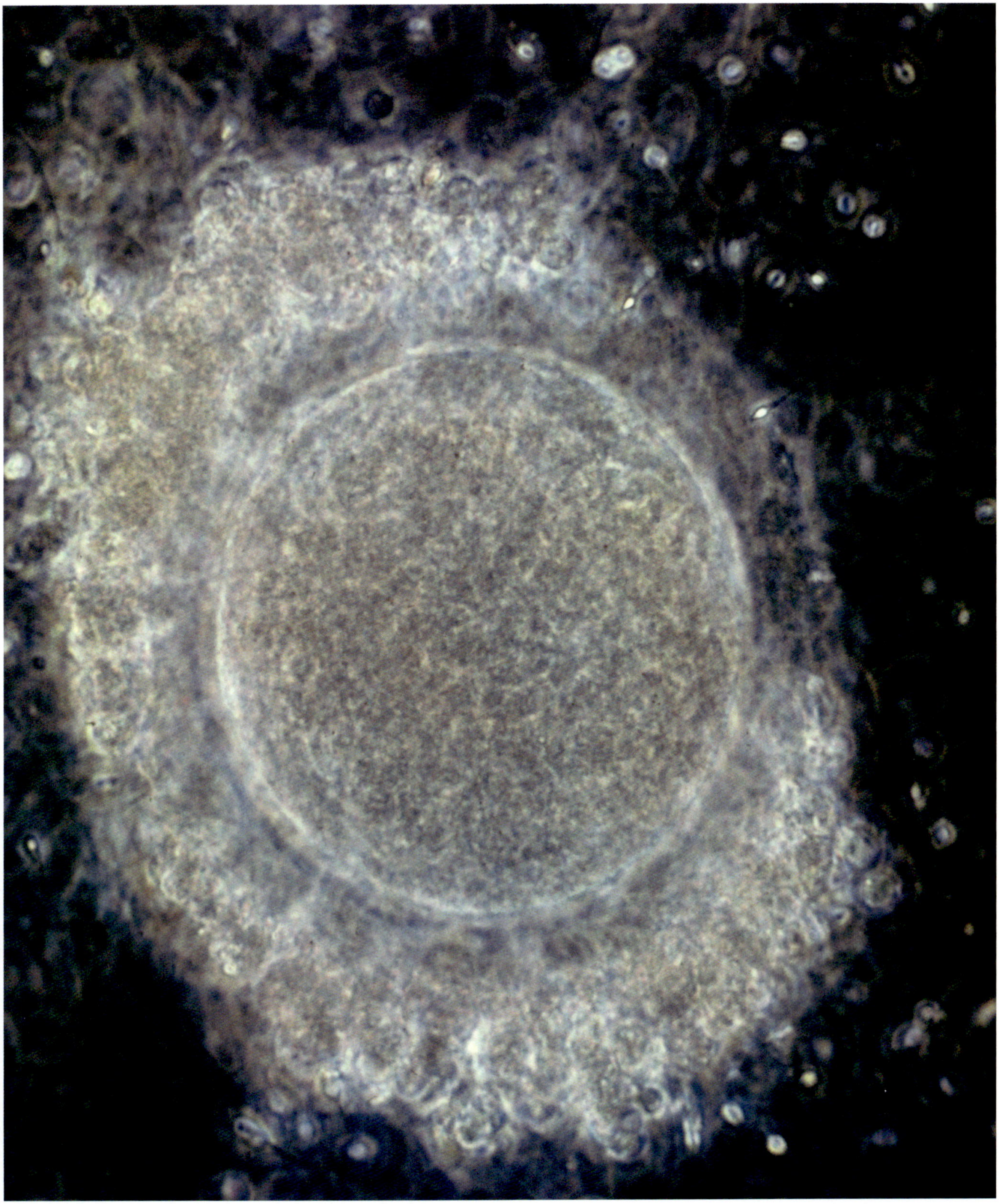

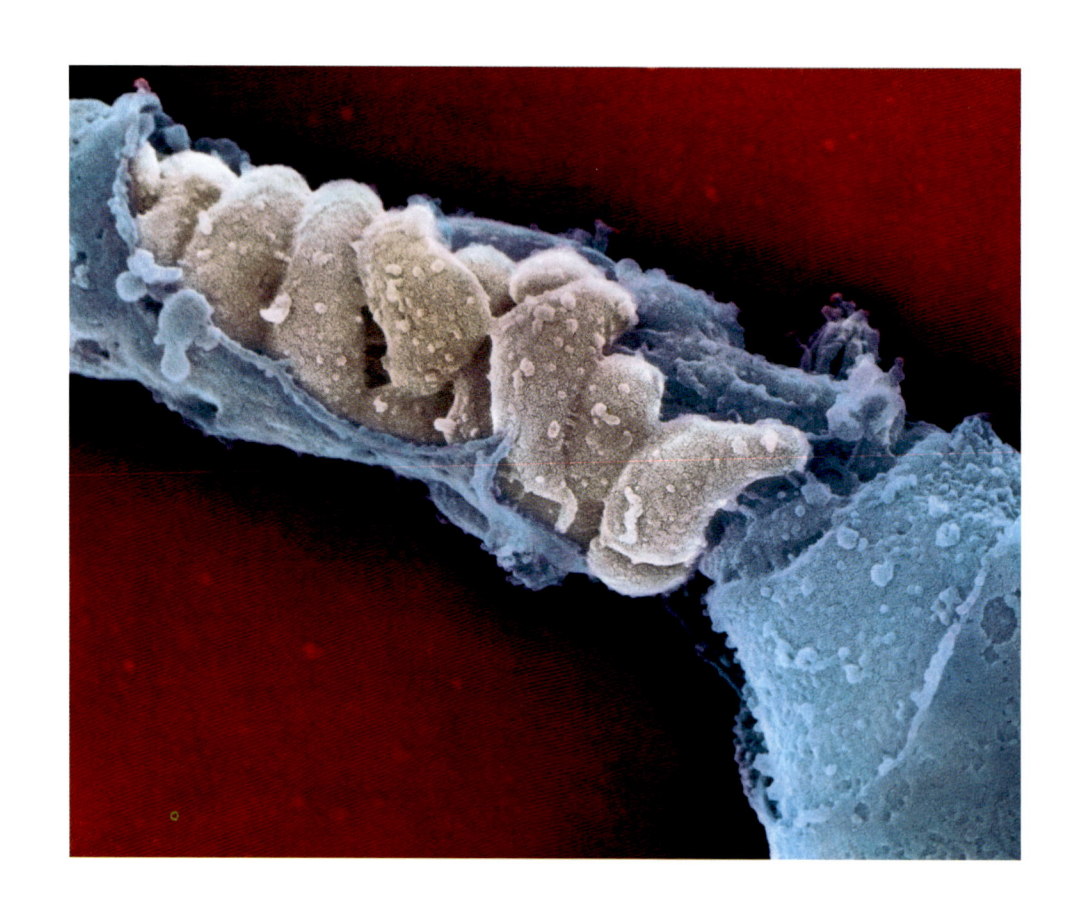

精子の本体の中央部には、精子運動のエネルギー源である糖分に囲まれて
ミトコンドリアが集積している。

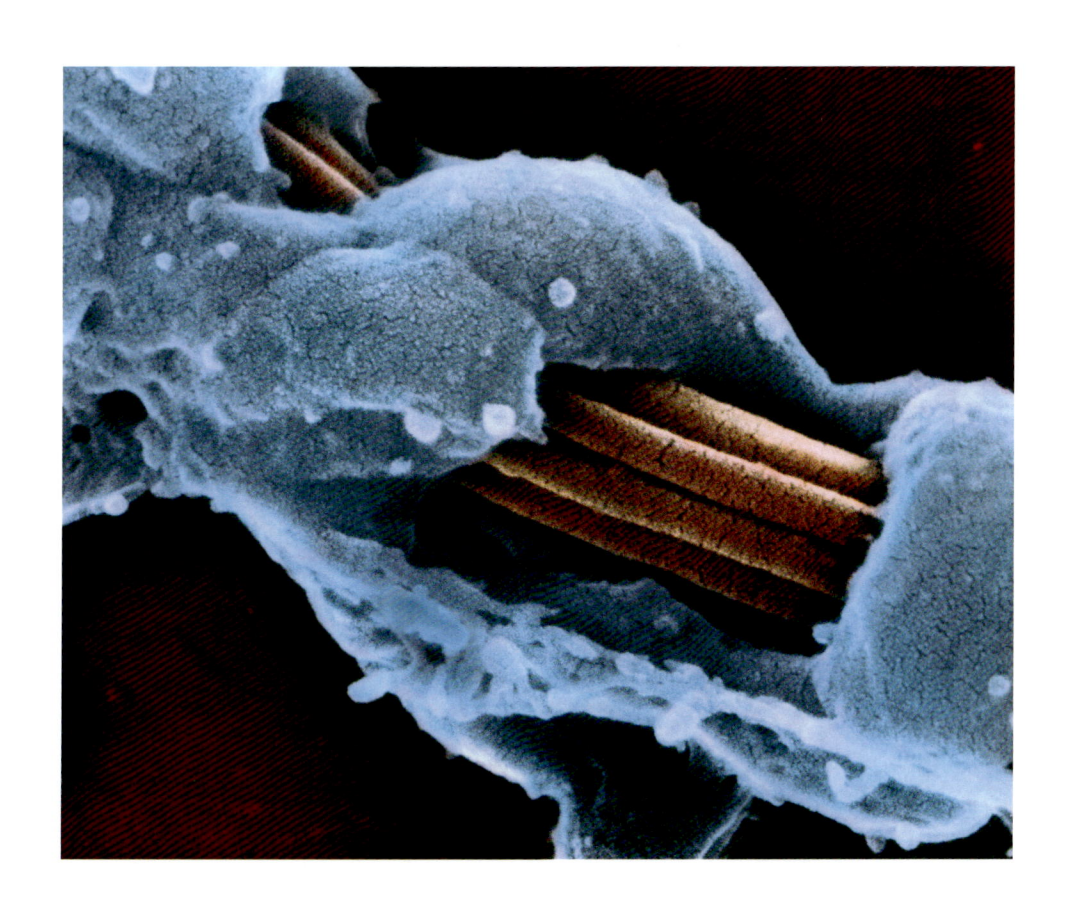

中央部から後ろには尻尾があり、動かすことが可能な軸状構造となっている。
約1000回、尻尾が振動することで、精子は1cm進むことができる。

精子は卵子の表面の栄養細胞を剝がし、細胞内に侵入しようとする。

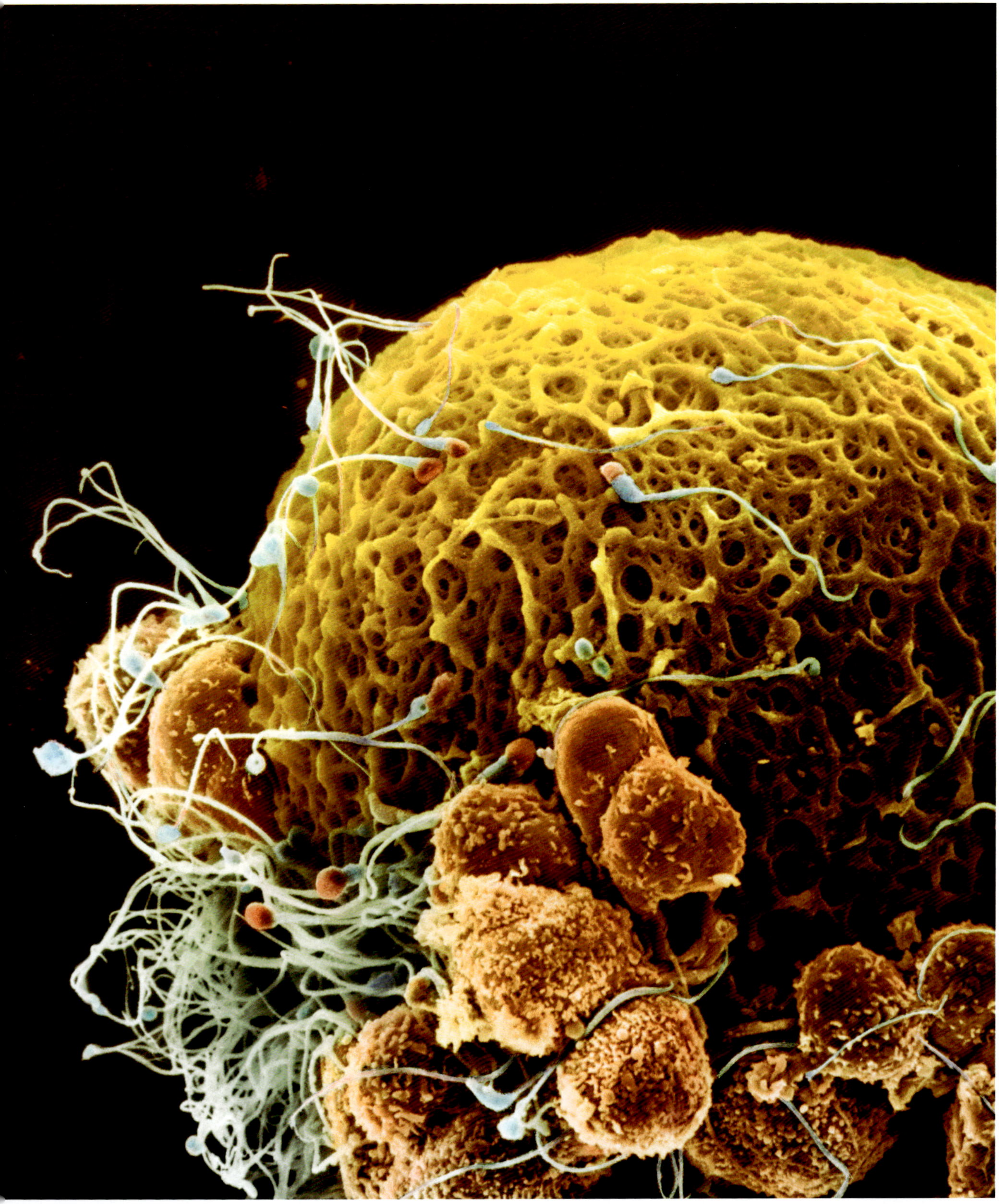

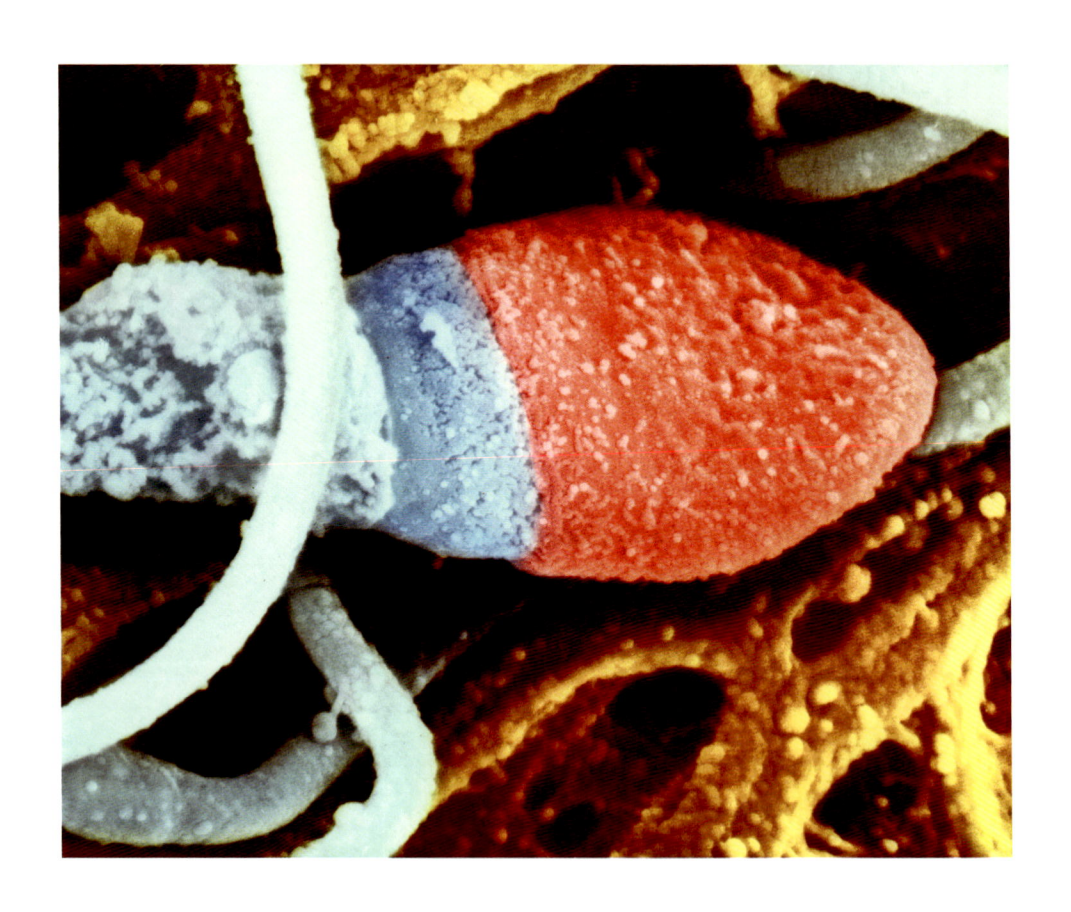

精子の頭部にある先端部は、卵子に到着するまでの物理的あるいは化学的な損傷から精子を守る。

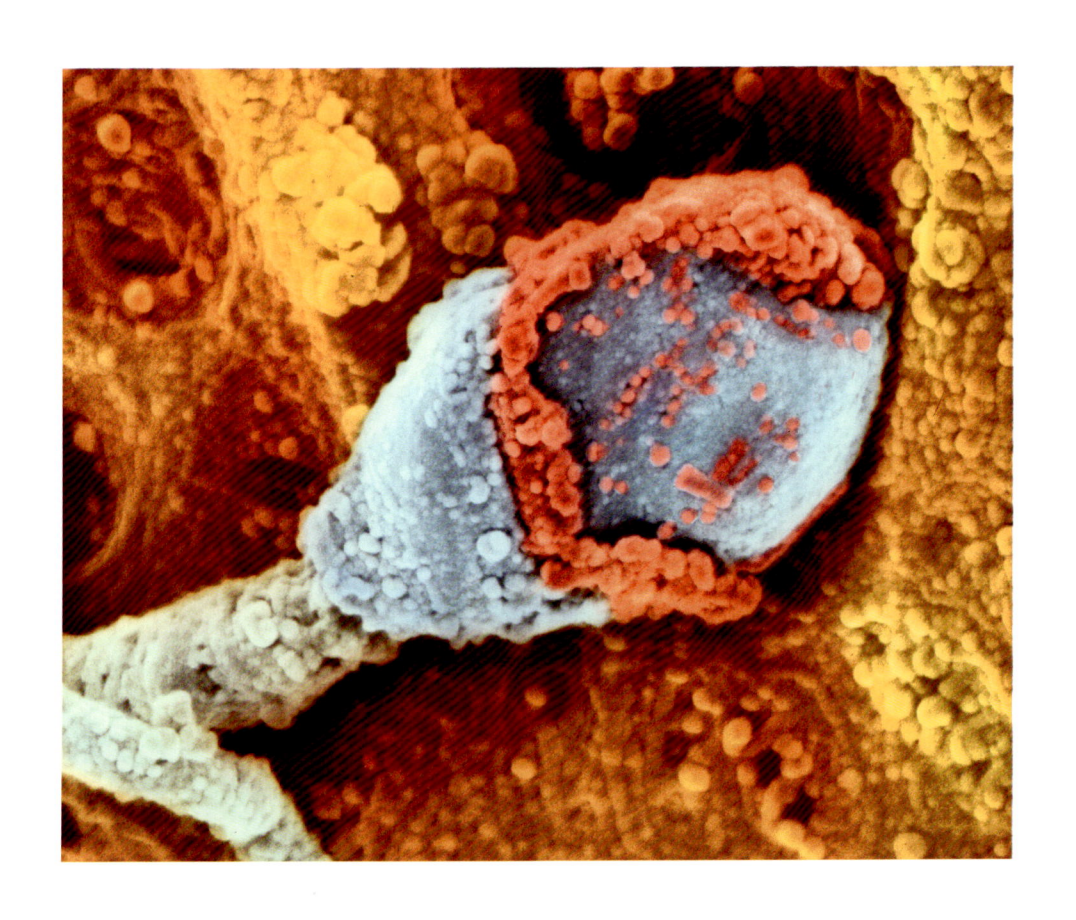

精子が卵子内に侵入しようと、細胞の外殻に先端部を陥入させる。
卵子を囲む栄養細胞層を溶かすために、酵素とアルミニウム含有物質が放出される。

2個の精子が、卵子の外殻に穴をあけている。

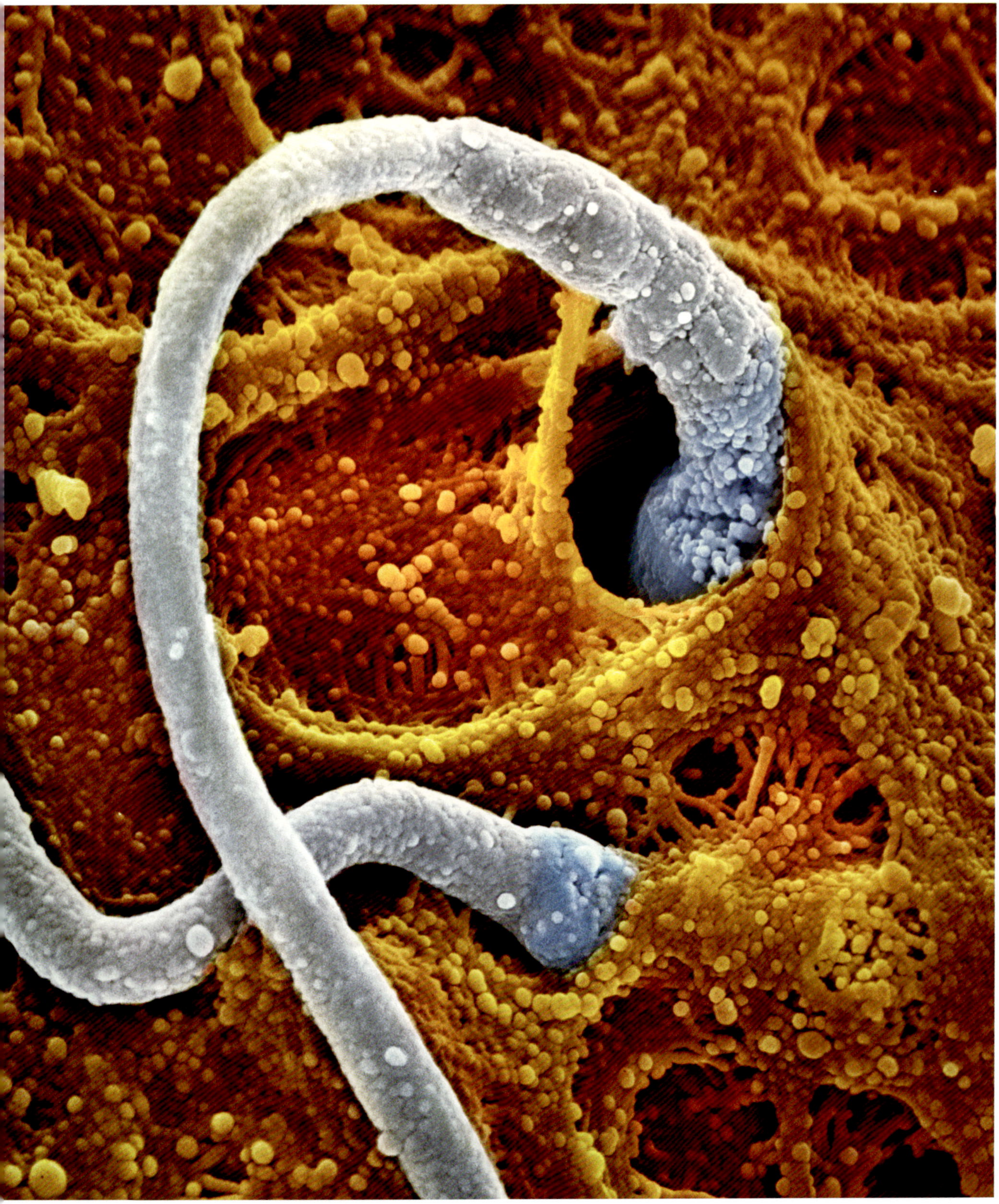

頭部全体が卵子の外殻に侵入し、尻尾のみが見える。

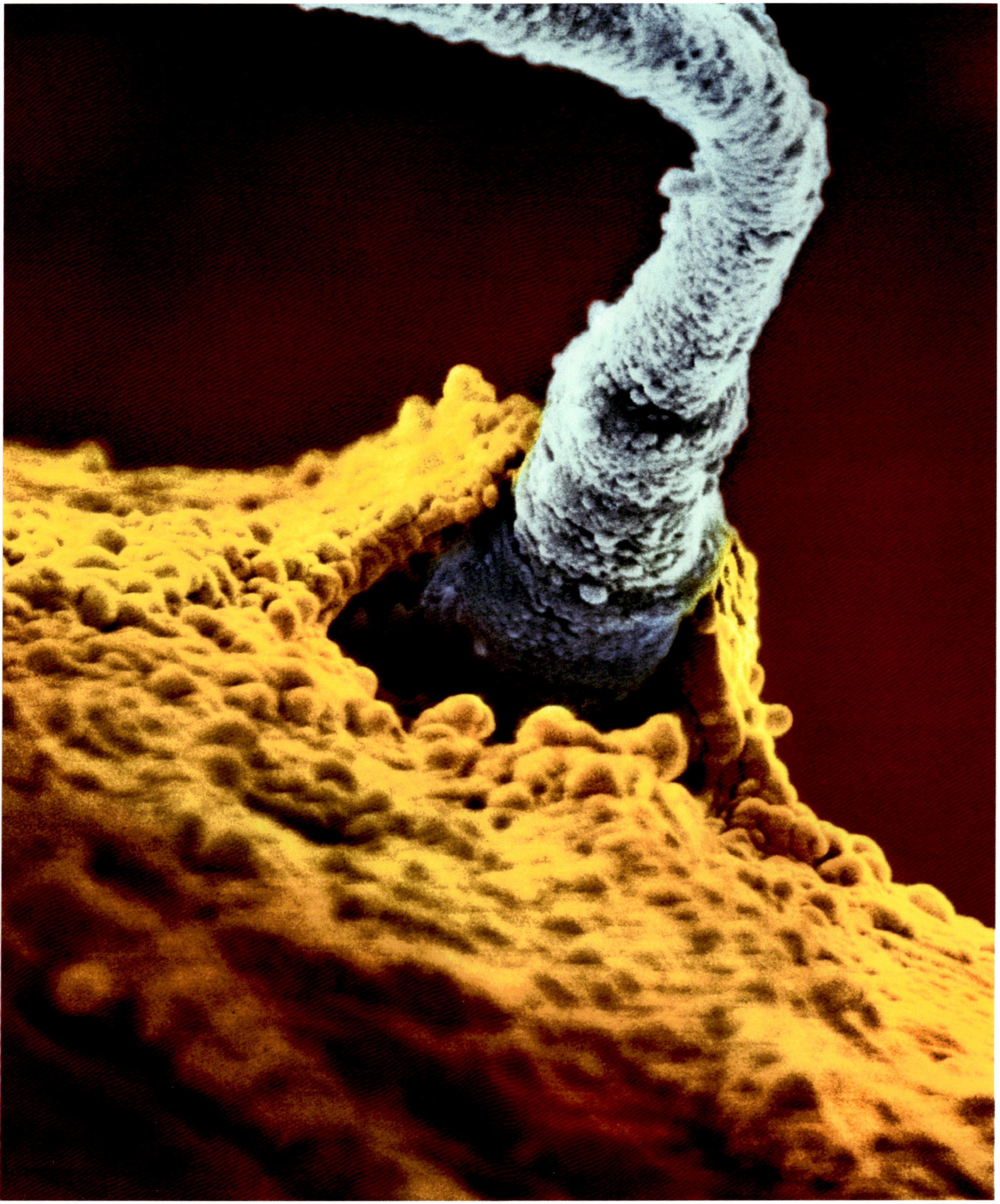

侵入に成功した精子のみが卵子細胞質に到達する。この段階では尻尾は不要となるので、すでに消失している。

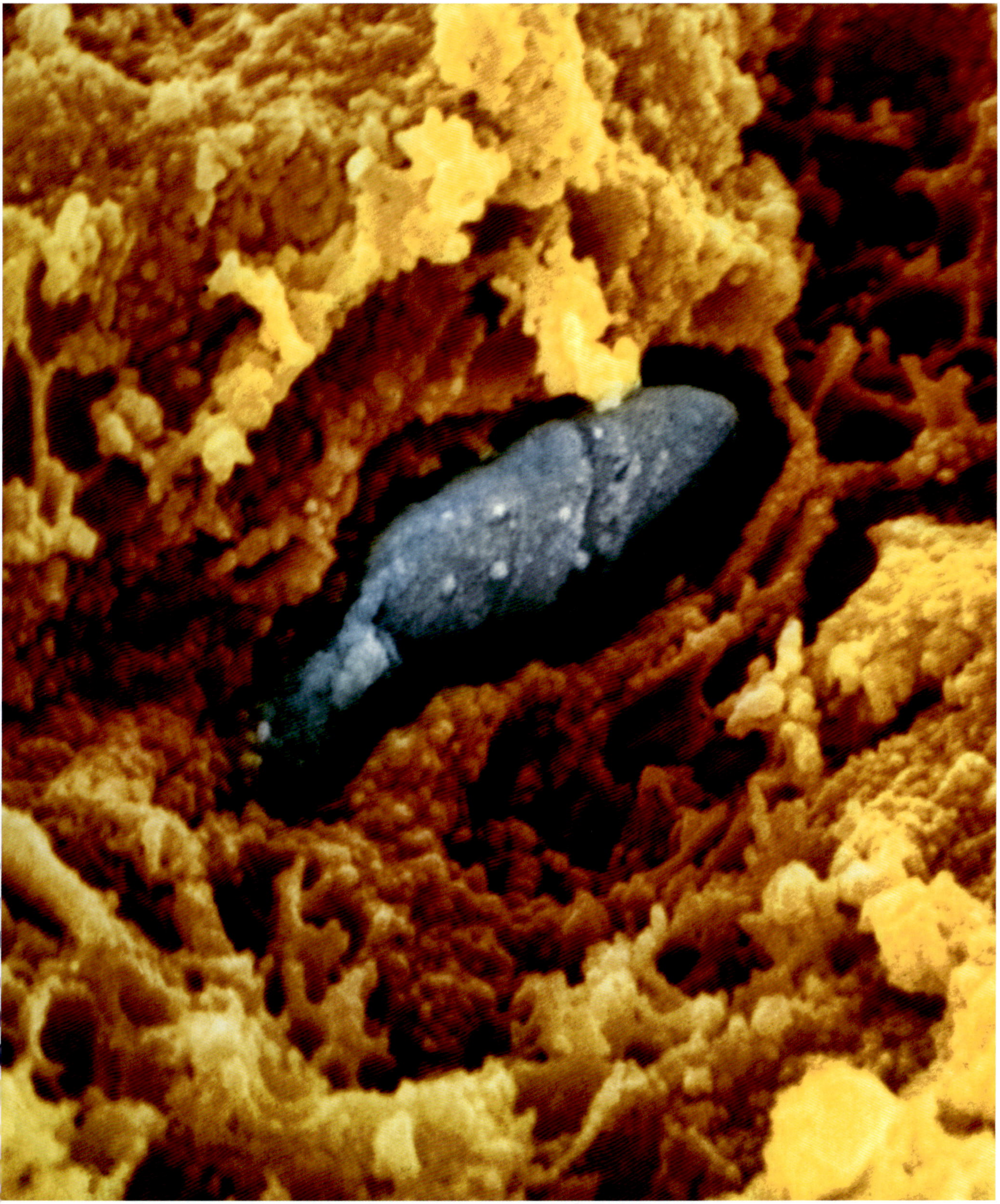

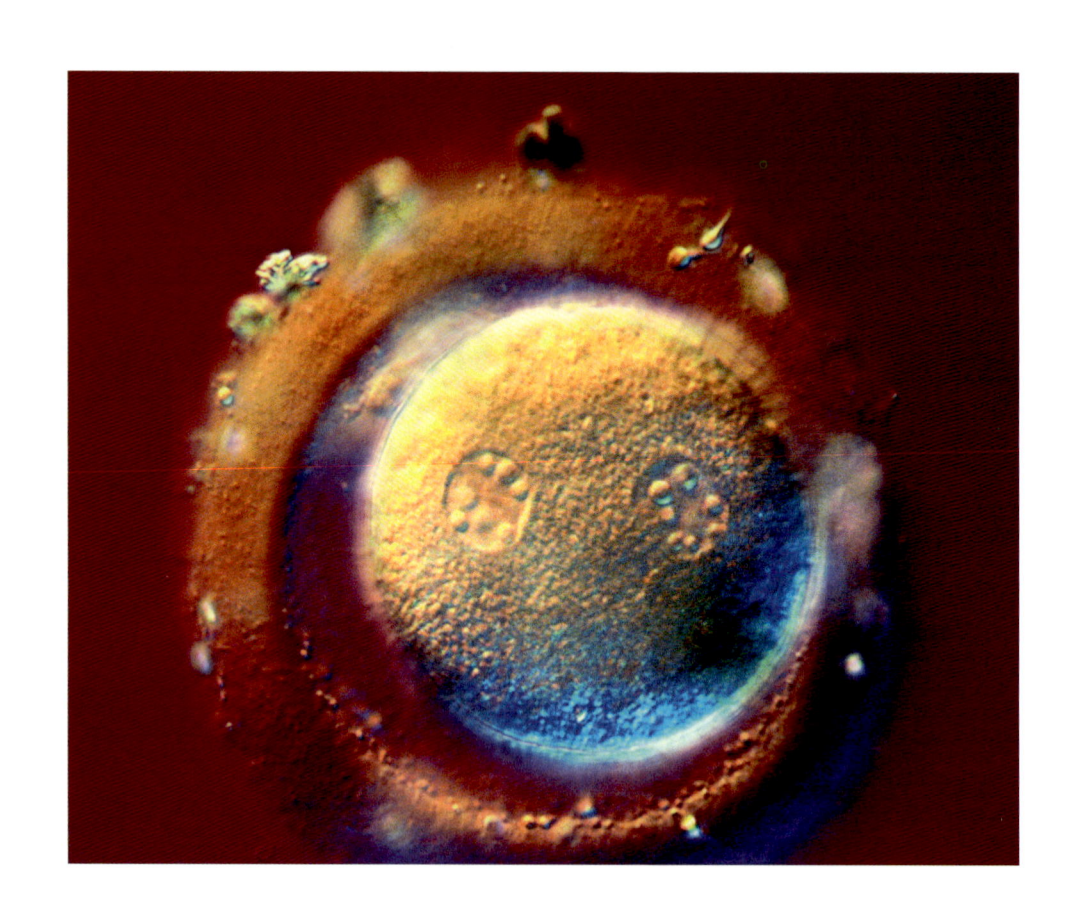

卵子の中では同じ大きさの核は二つ存在する。一つは男性からの遺伝情報を含む膨化(ぼうか)した精子の頭部で、もう一方は女性からの遺伝情報を含む卵子の細胞核である。

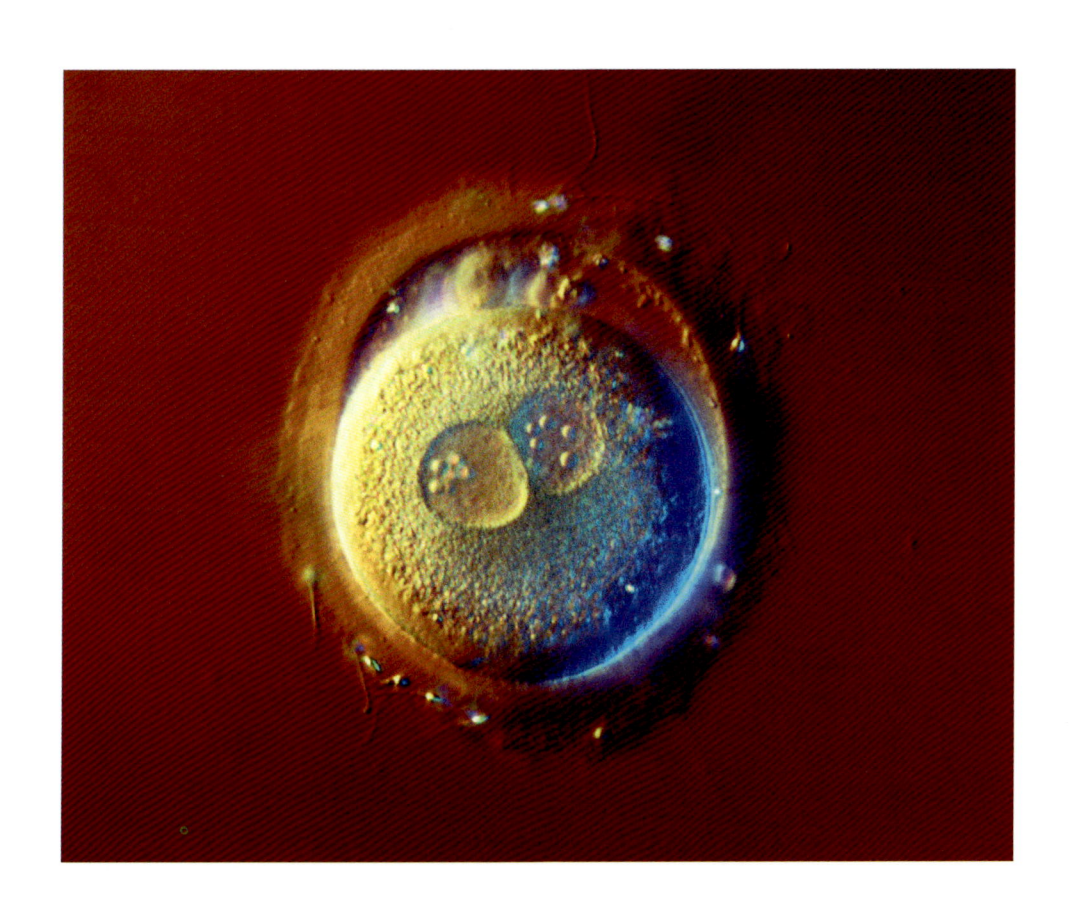

それぞれ23個の染色体を含む二つの核は、お互い接近し、隣り合う。

核同士が融合し、新たな遺伝情報を持ったヒトが誕生する。

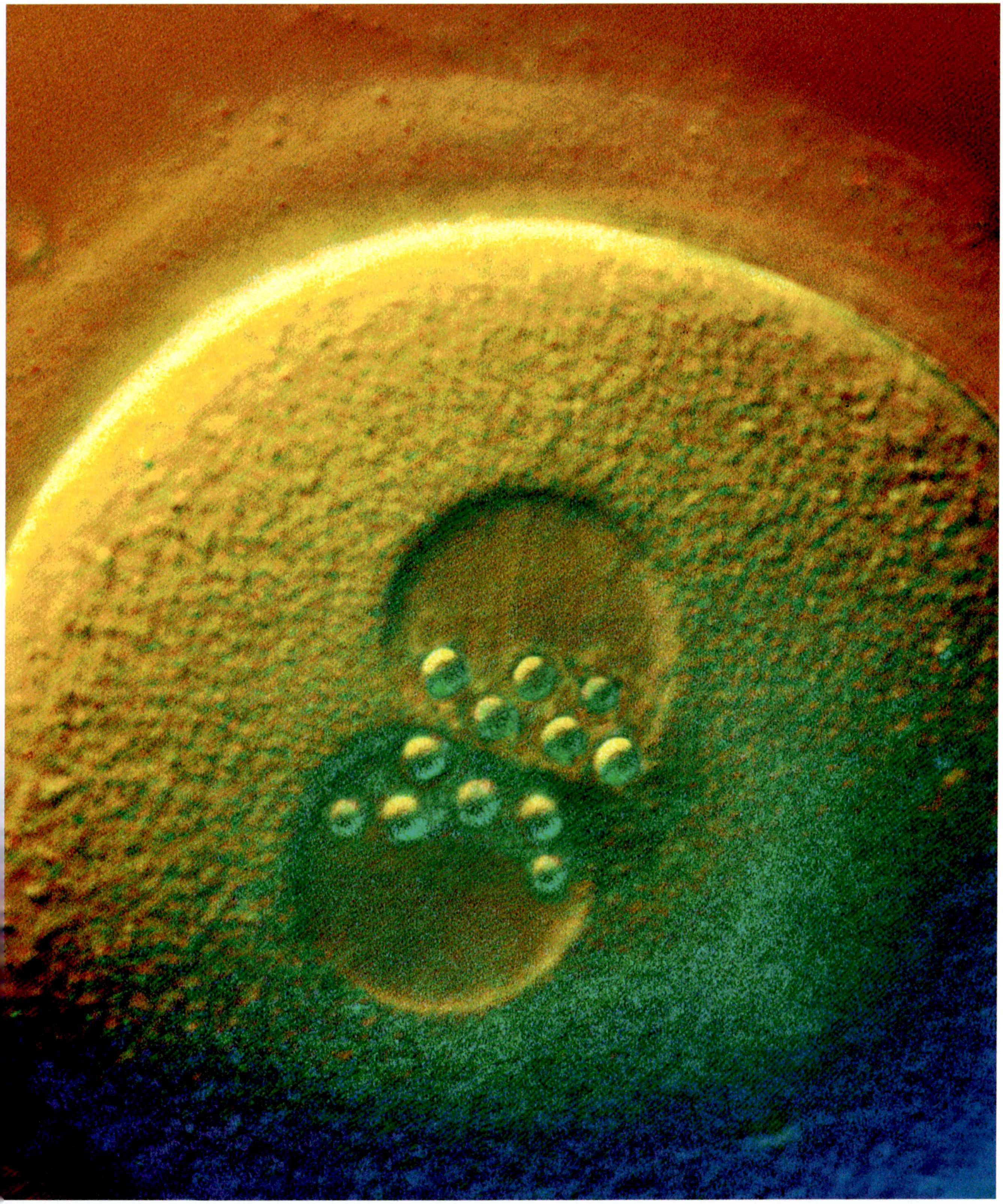

24時間後　最初の細胞分裂が始まる。

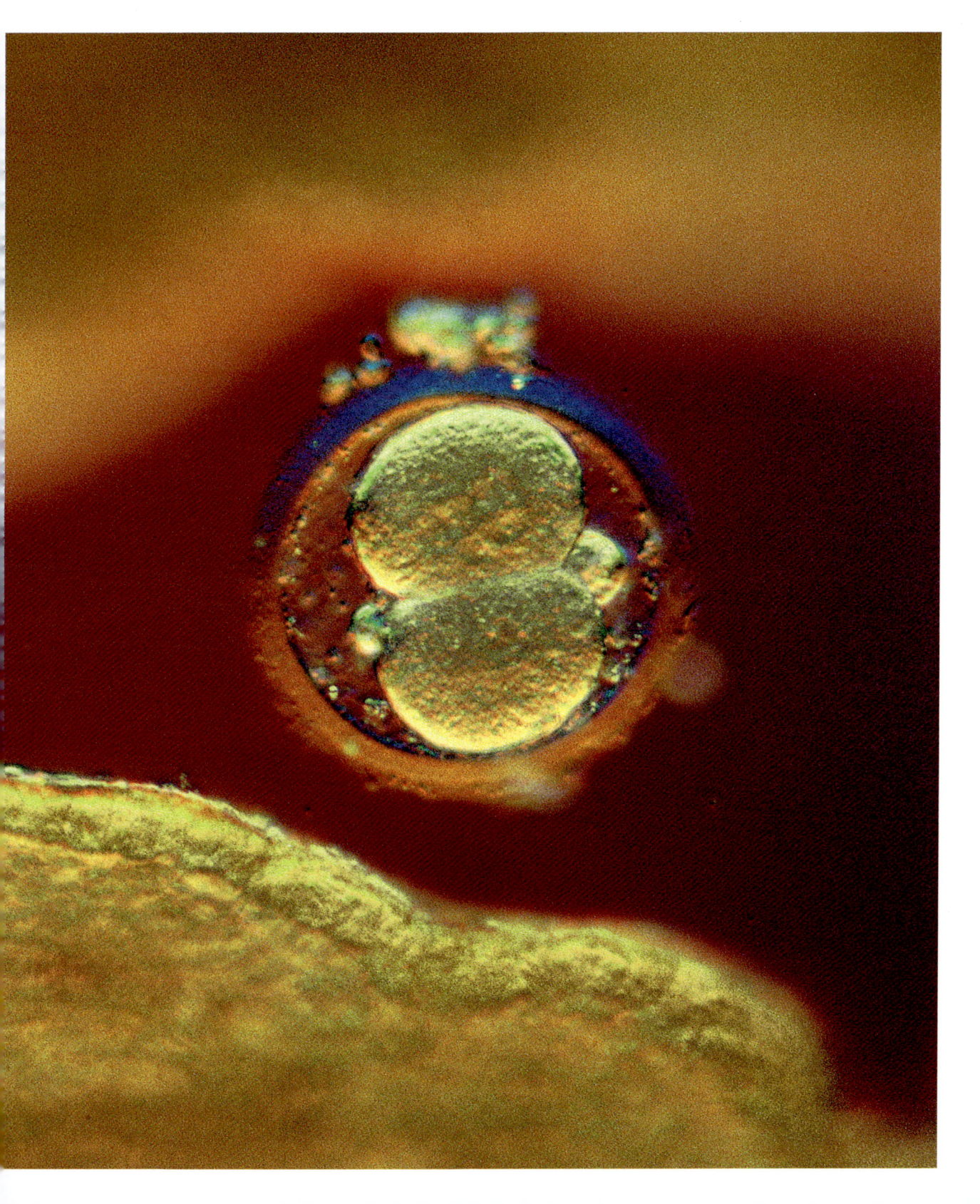

48時間後
粘膜表面の繊毛(せんもう)の助けを借りて、受精卵はゆっくりと卵管の奥に移動する。

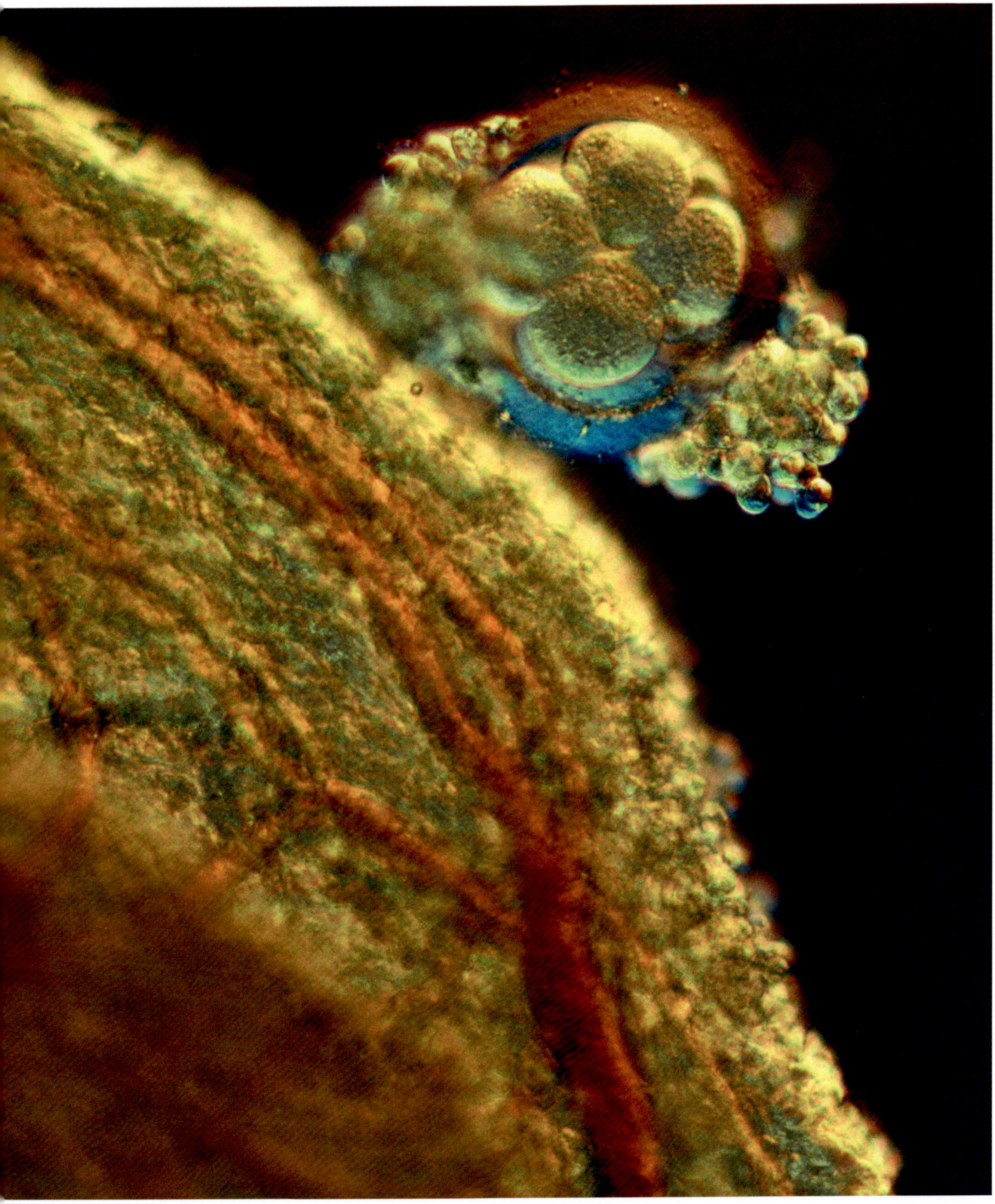

3〜4日後　細胞分裂は継続され、16〜32個の細胞からなる桑実期となる。

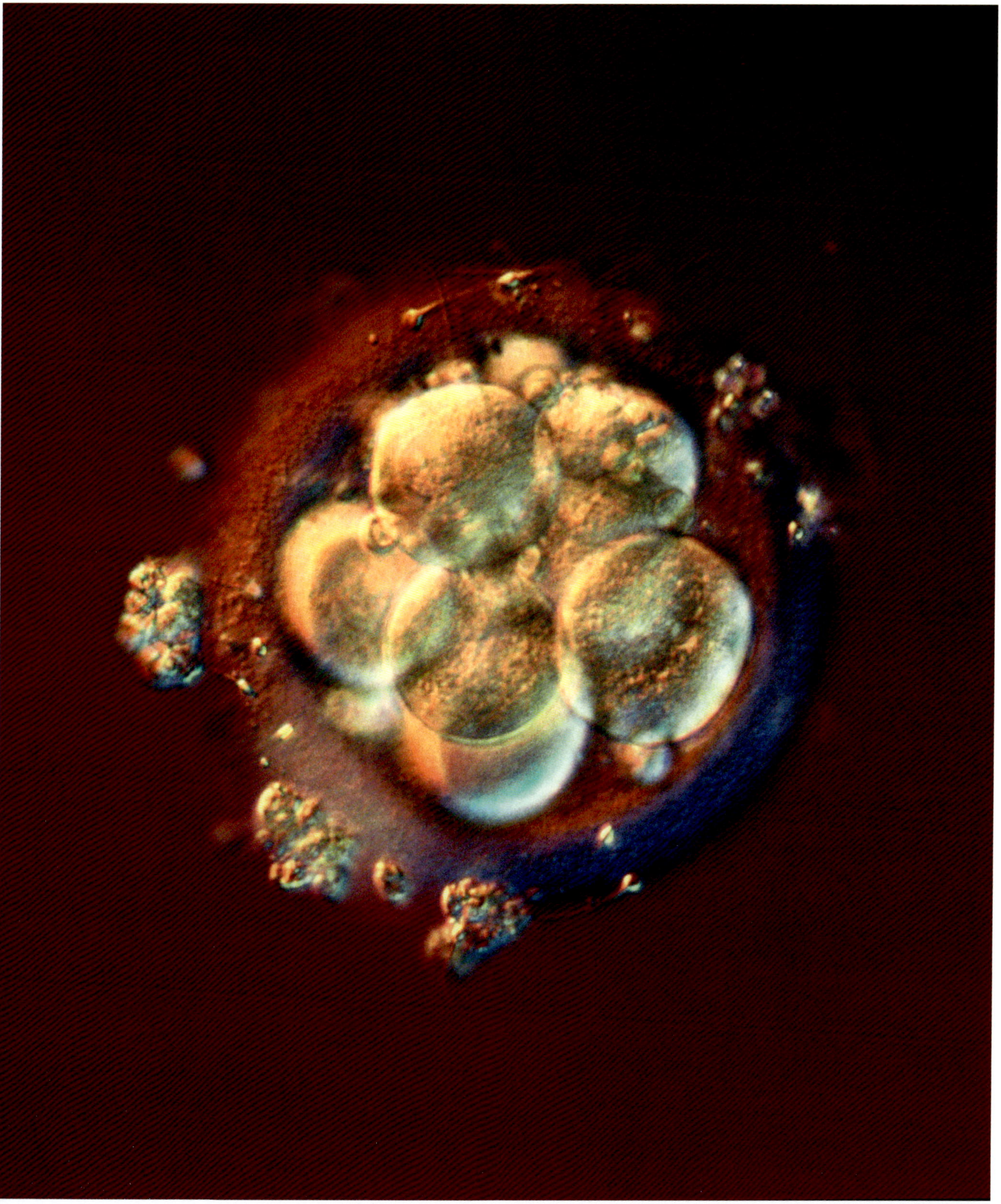

5日後　細胞の塊は胚盤胞となり、胚芽(左)と胎盤(右)に分かれる。

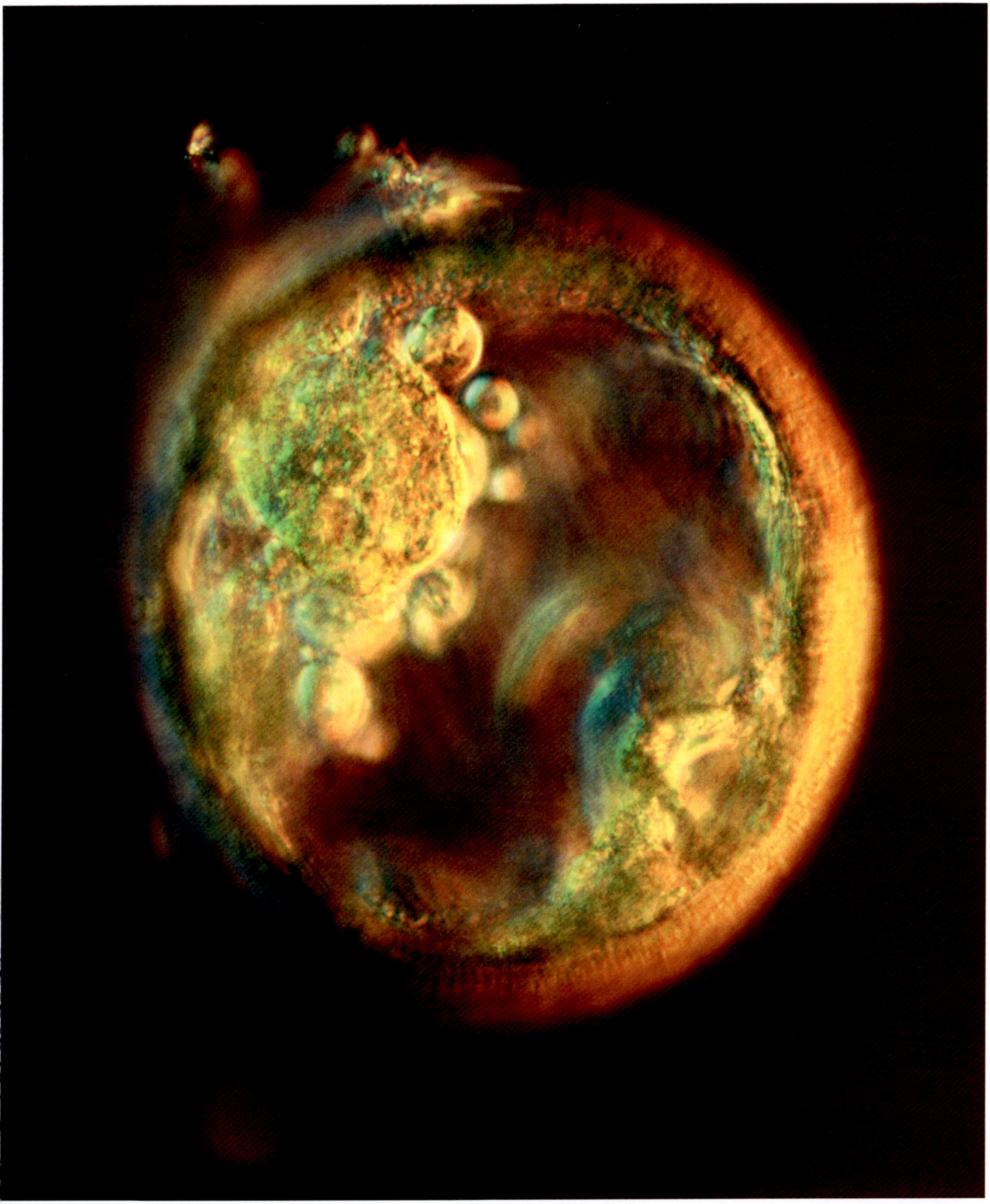

6日後　胚盤胞は卵管を離れ、子宮腔内に移動する。

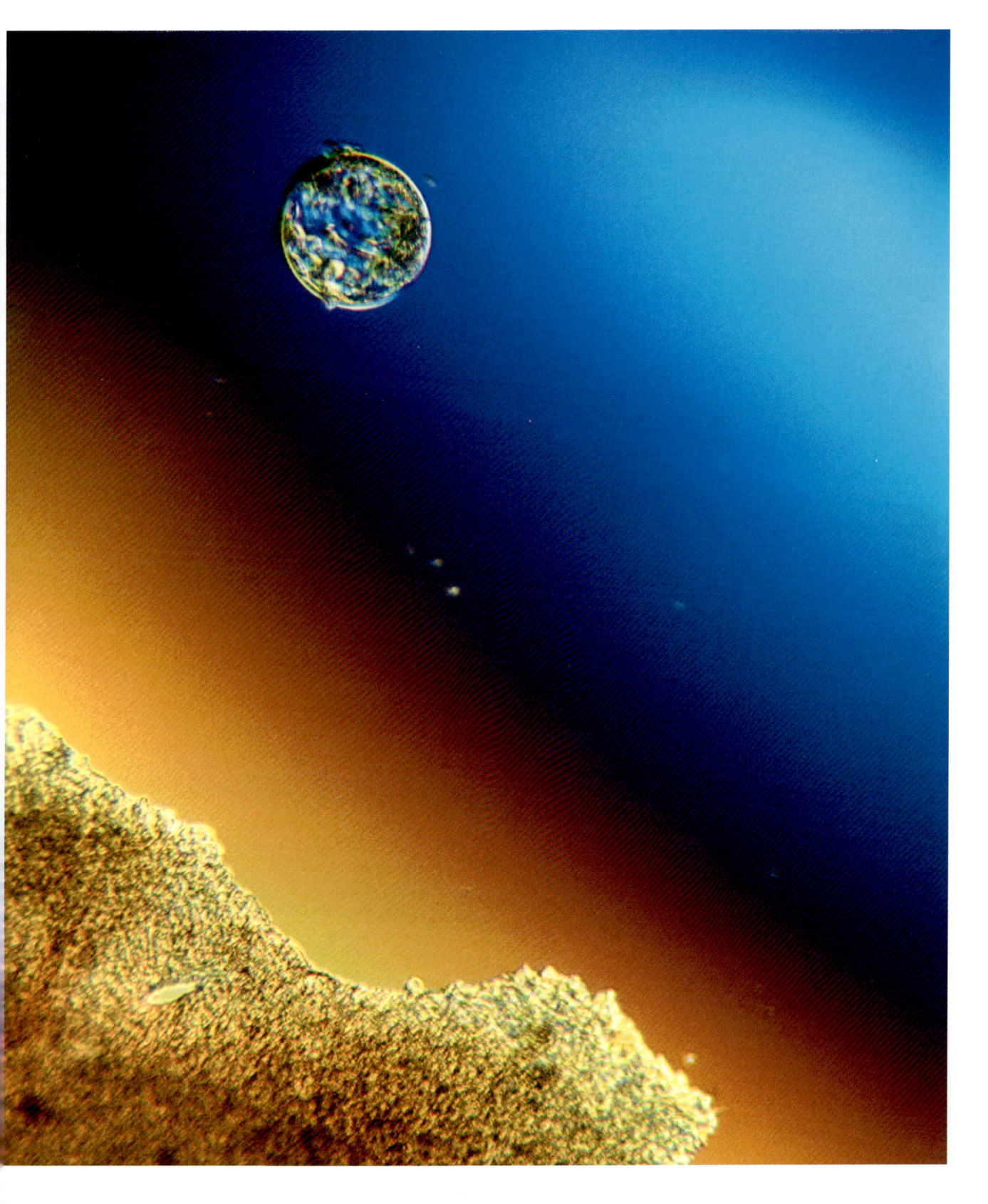

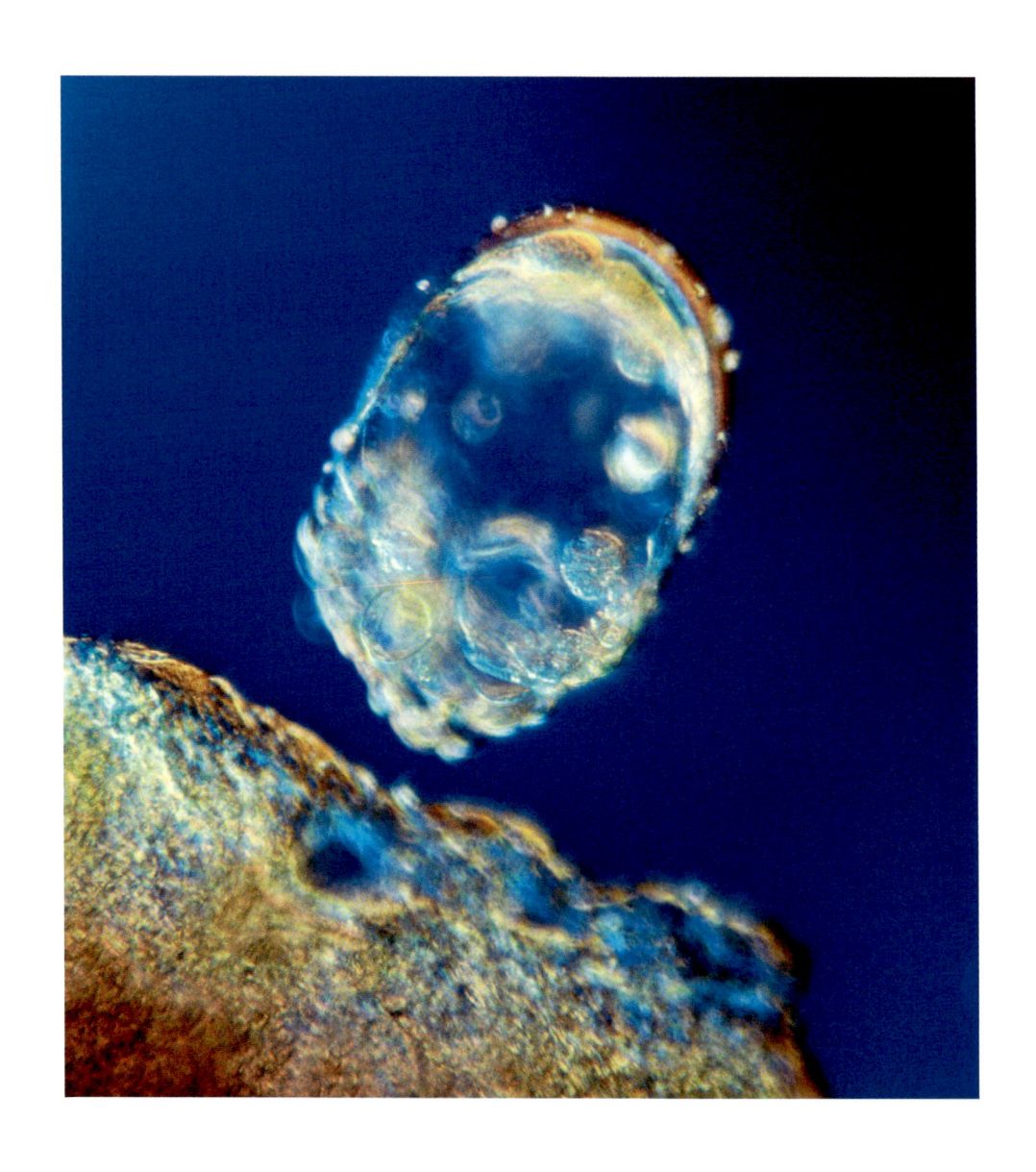

着床する前に、卵の周りの外殻を剝がすため、胚盤胞は最低3〜4回膨張と収縮を繰り返す。

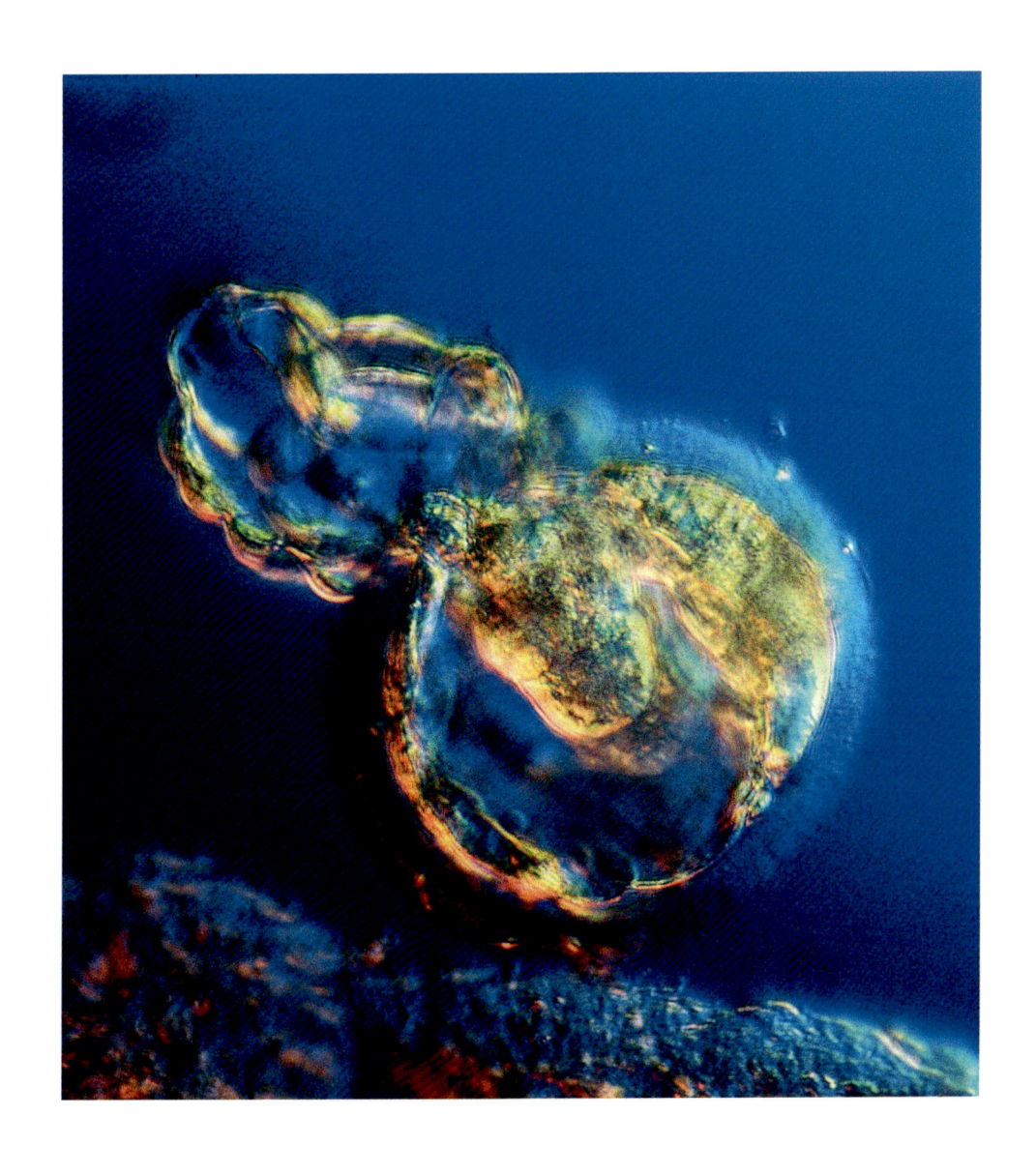

着床の過程で胚盤胞は子宮内を何度も動き回り、最終的に内膜の柔らかい最適な部分に到達する。

7日後　柔らかい子宮内膜は胚盤胞の細胞の塊を包み込み、卵の殻は不要となる。

p.108　胎芽は急速に大きくなり、子宮内膜内に侵入する。

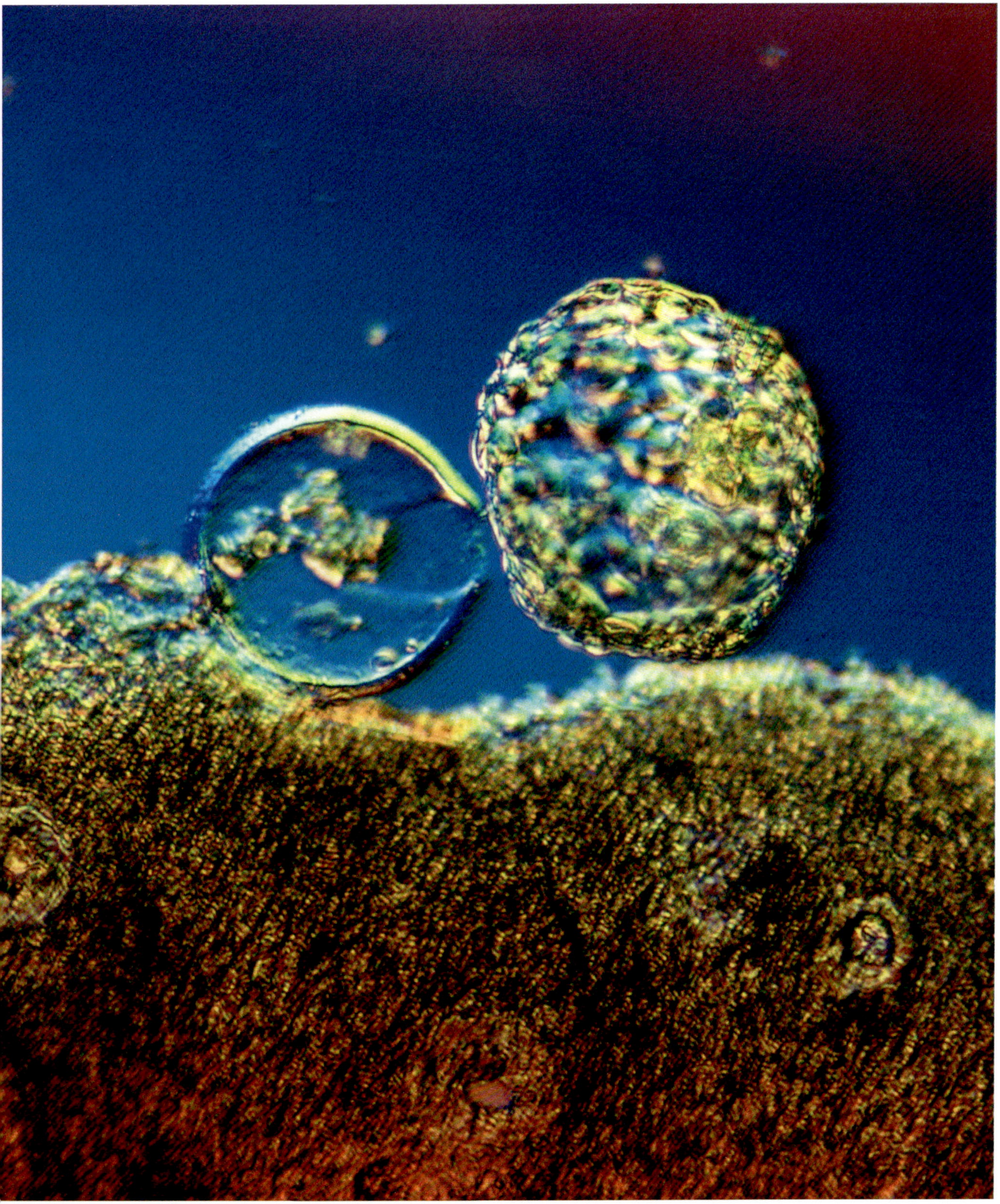

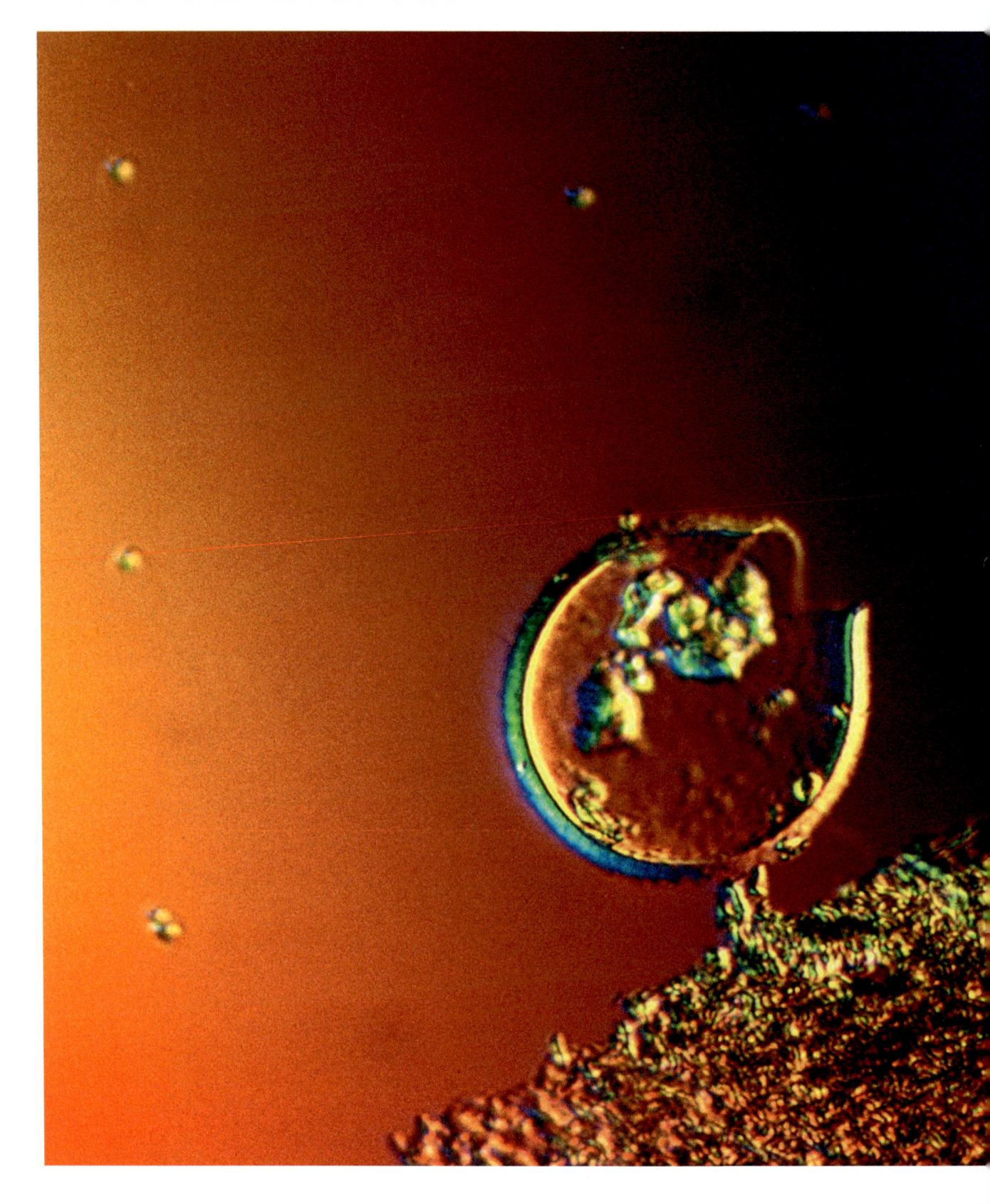

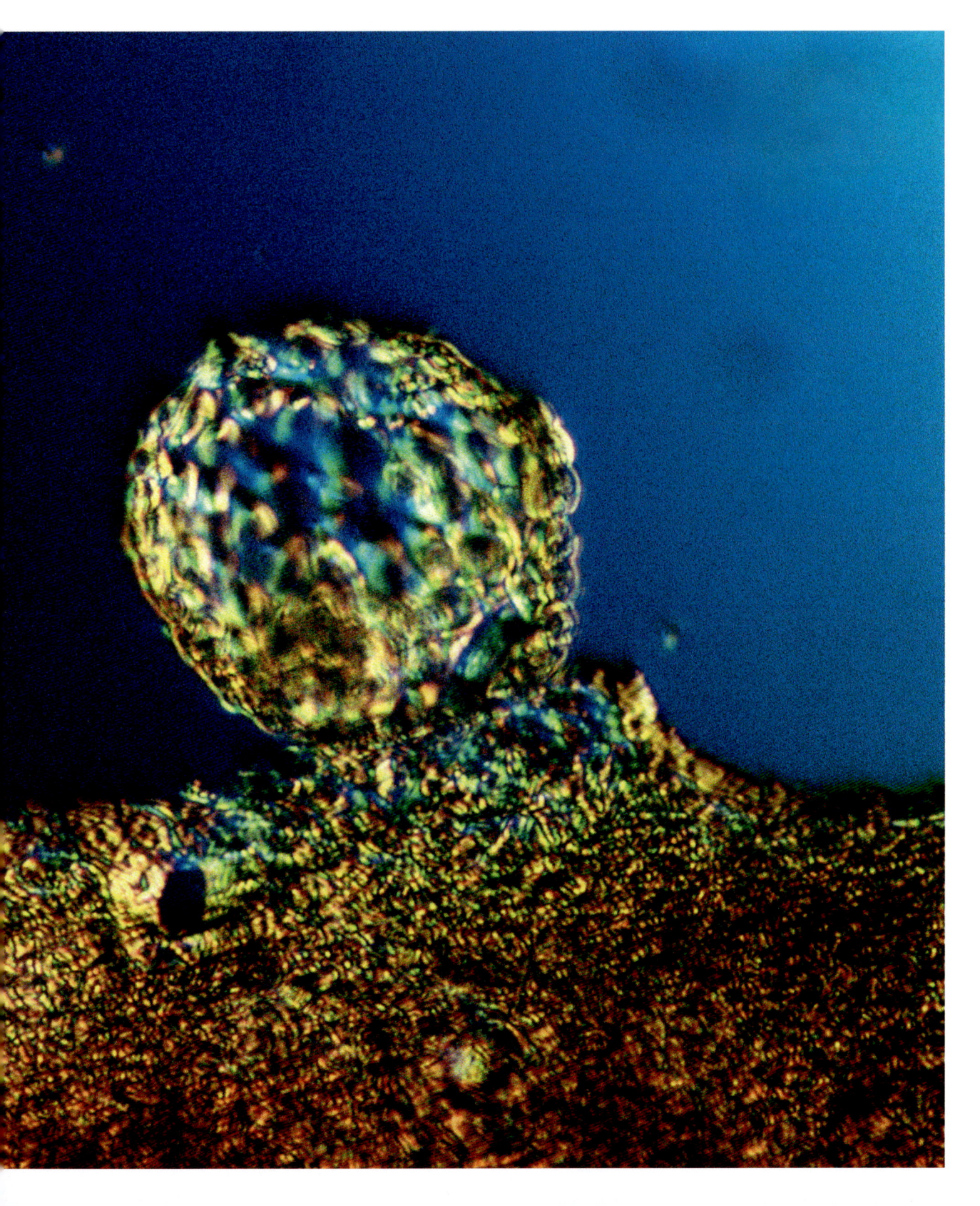

分裂前にペアを形成して整列したヒトの染色体。

p.112　ペア染色体を並べた図。一番大きな染色体が1番染色体である。ただし、23番目の染色体は別で、二つのX染色体か、X染色体とY染色体のペアのどちらかである。この図は女性の場合である。

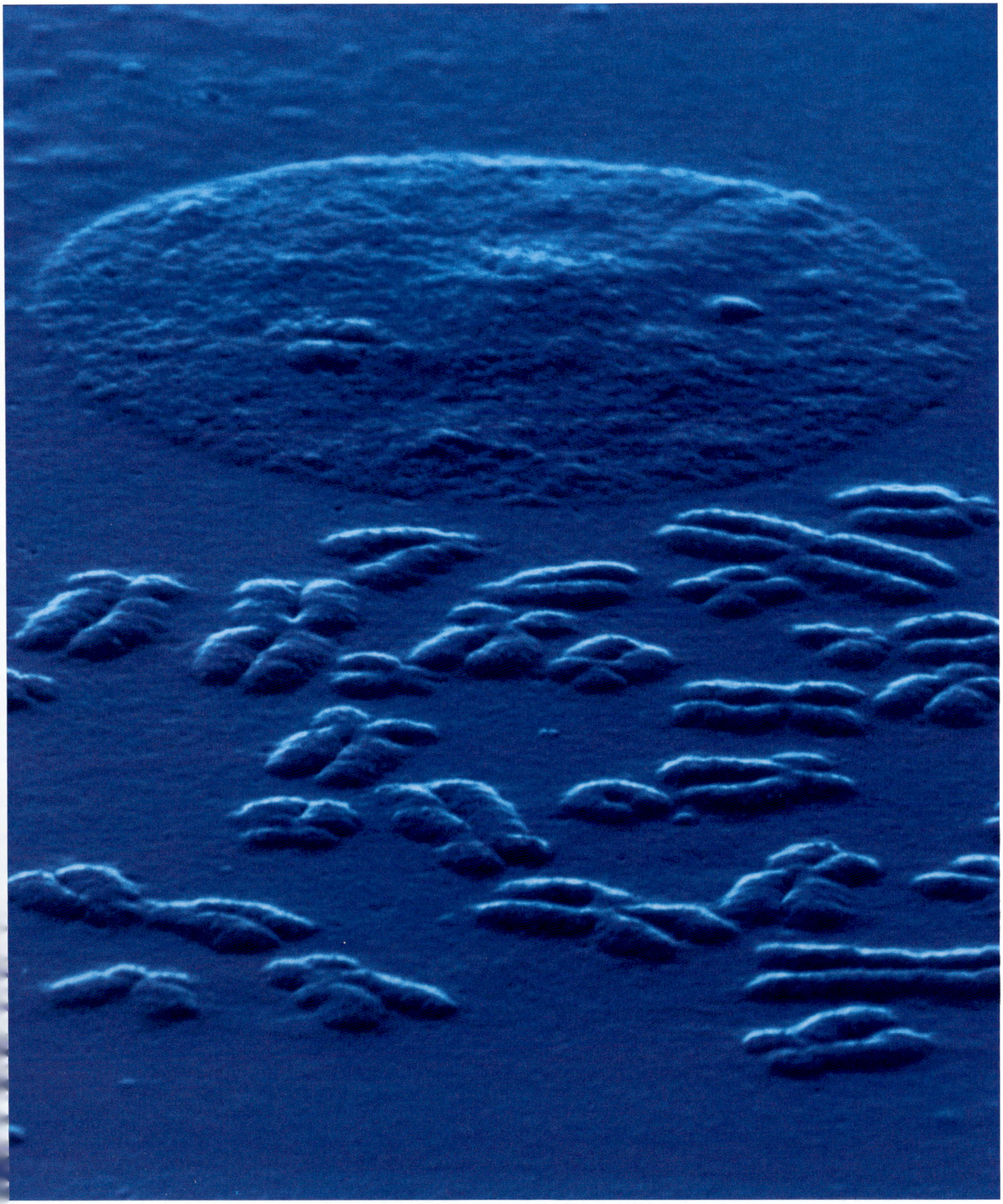

x x

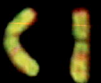

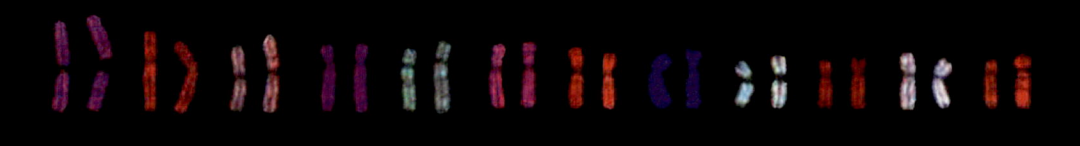

X Y

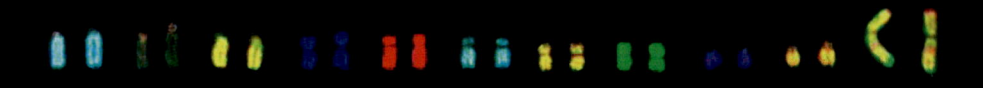

受精

新しい生命の誕生のためには、複雑なパズルを完璧に解く必要がある。卵巣の表面から排卵した卵子は卵管膨大部に到達し数日間はそこで待機する。この時期が精子による受精のチャンスである。精子が女性の腟内に入ると、可動性の尻尾を使って前進し、子宮頸管、子宮内を通過して30分以内には卵管に到達する。精子の運動エネルギーとなる糖分は、精子の体部のミトコンドリアの部分に貯蔵されている。女性が直前に排卵していれば、卵管で1個の卵子が受精を待っている状態であるが、卵管内での精子の寿命は数日あるので、精子が卵子の到着を待つ可能性も存在する。

　この時点では、卵子は放射冠と呼ばれる栄養膜の外殻で完全に覆われている。複数の精子が到達すると、この外殻を突き破って卵子の表面に向かって一斉に突き進む。卵子の表面に到達すると、細胞ではなくて固く結合した材質でできた強固な壁に突き当たる。精子はこの強固な卵子の壁に穴をあけて細胞内に侵入して初めて卵子の核にある遺伝情報と融合することができる。卵子に比べて精子は小粒であるが、頭部に保存されている遺伝情報は、卵子と同量であり、同様に重要な情報である。

　精子の機能には機械のドリルのようなものがある。ドリルの穂先のように精子の頭部を尻尾で連続回転させて壁に穴をあけて進むことができる。複数の精子が、卵子の表面のあらゆる場所に穴をあけ、卵子の外殻の中を進んで行く。しかし、最初に卵子の表面に到達して細胞内に侵入することができた精子のみが勝者で、侵入後1〜2分には、他の精子の侵入を防ぐために化学的に壁の構造を変化させる。唯一の勝者となった精子の頭部は膨張し、体部および尻尾はその任務が終わったので脱落して消滅する。

　精子の頭部が膨張して核に変化するとほぼ同時に、もう一つの核が卵子内で形成される。それは女性側の遺伝情報を含んだ核で、

今まさに二つの核が出会う時である。二つの核はチュブリンと呼ばれる線維で互いに引き寄せられる。そして、強固に接続して融合を開始する。

融合後は核の外膜は消滅し、遺伝情報を含む粒子は細胞質内に拡散して見えなくなり受精の過程は終了する。したがって、受精卵は今やたった一つの細胞となり、今後はヒトの体を形成する何十億個もの細胞へと増殖することとなる。事実、数時間後には細胞は分裂を開始し、二つの同じ細胞が形成される。

受精卵はその後も数日間は卵管膨大部に留まり、休止期をはさみ12～15時間の間隔で細胞分裂を始める。したがって、受精後48時間には4個の、さらに24時間後には8個の細胞となる。さらに、受精後4日には、受精卵は桑の実に似た形態となる。この時期を桑実期という。さらにまる1日経つと、受精卵のなかに明らかな中空が形成され胚盤胞と呼ばれる細胞の塊となる。また同時に胚盤胞のなかに明らかに二つの機能分化が認められ、一つはヒトの胎芽（妊娠10週未満の胎児のこと）となる内部細胞塊、もう一方は胎盤となる部分である。

卵管の内壁には数百万本の繊毛があり、絶えず子宮の方角に向けて協調運動し、受精卵が腹腔内に落ち込むのを防いでいる。また内壁には内腔を拡張および収縮できる筋肉も存在する。卵管の膨大部から狭窄部に受精卵が移動するまでは、この筋肉は強く収縮してその移動を阻止している。そして、排卵後5～6日には筋肉は弛緩し胚盤胞が移動可能となる。筋肉の収縮と拡張による受精卵の移動を調節するのは、排卵後に多量に分泌されるプロゲステロンの効果である。数時間後には、受精卵は卵管狭窄部に移動する。

5日間の移動行程の後、胚盤胞は広大な子宮内腔に到達する。そこで胚盤胞は最低3〜4回膨張と収縮を繰り返すが、これが卵子の孵化の最初のステップと考えられている。最初に子宮内膜に穴が作られ、そこに内部の胎芽となる細胞塊と胎盤になる細胞が注入される。そして、空になった胚盤胞の殻は消滅する。胎芽の外側は比較的平らで固い壁で覆われるが、新しい子宮内面側はより波型で粘着性に富んでおり、あたかも胎芽が砂糖液に浸された状態である。実は着床前には、糖に似た分子の突起が子宮内膜表面に形成され、その突起に適合する突起を持つものが強く結合できる構造となっている。そこで、胎芽は化学的な信号を外部に発信し、その信号に呼応して反応した部位が、将来の増殖と成長に最も適していると判断して着床すると考えられている。

子宮はその役割を果たす準備が十分に整っている。排卵後1週間で子宮内膜は胎芽の育成に必要な状態となる。免疫学的には胎芽は母親にとって異質蛋白であり異物となる。しかし一般には、精巧な仕組みにより、胎芽は拒絶されるのではなく、母体にむしろ歓迎される。着床の最初の段階は胚盤胞の中にある内部細胞塊が司るが、むしろその後は胎盤になる細胞がその高い組織への侵入能力を活かして重要となる。着床直後にこの細胞は胎盤を形成して細い血管を子宮内膜に侵入させる。そして、ホルモンを介した信号を子宮内膜および母体全体に送ることができる。

胎芽に含まれる遺伝情報が、完全なヒトとして成長するためには重要であることが以前にも増して知られてきた。ヒトの全ての細胞には核があり、そこに遺伝情報が格納されている。ヒトの染色体は46個からなり、正確に配置されている。46個の染色体と約5万個の遺伝子を持つこの仕組みは、全ての人類に共通である。しかし、個人レベルでは小さな差が遺伝子の構造上にあり、この結果、外見上も、行動上も、さらに能力上もお互い異なることとな

る。ただし、一個人の全ての細胞は同じ遺伝情報を持っているので、どの細胞を検査しても、その個人の遺伝情報の詳細を知ることができる。

遺伝情報は、A、C、G、Tと異なった四つの記号で表される塩基の窒素結合によって形成された2重ラセン構造のDNAで構成されている。この化学物質の異なった組み合わせが大きな遺伝情報の差を生む。このDNA鎖を1本の紐として延ばすと約1.8mの長さとなる。DNA鎖のなかには、約30億の遺伝情報が符号として保存されており、この情報は一人の個人では全ての細胞の核で同じである。

ヒトの細胞は分裂して増殖し、1回の細胞分裂で全く同じ遺伝情報を持った二つの新たな細胞が誕生する。ヒトの一生の間、体のどこかで毎秒数千個の新しい細胞が生成されている。しかも、新しい細胞の遺伝情報は古い細胞と全く同じである。

臓器細胞が古くなるとアポトーシスと呼ばれる過程を経て死滅し、新たな細胞に置き換わる。ヒトは約240種の異なった細胞から構成されており、一部の細胞は他の細胞より寿命が長い場合がある。

性腺の細胞である卵子と精子は他の細胞と異なり、受精の時には23個の染色体しか持っていない。卵子と精子の核が融合すると、両者の遺伝情報が混合され、男女おのおの持っている23個の染色体が合わさり、23の対をなす46個の染色体が形成される。1番目の対から22番目の対までの染色体は男女で同じであるが、23番目の対は特別で、女性では二つのX染色体、男性ではXとYの染色体をそれぞれ1個持っている。

成熟前の卵子は46個の染色体を持ち、23番目の対は二つのX染色体である。そして、排卵の数時間前に染色体は半減して23個となる。成熟前の精子も同様で、46個の染色体を持っているが、成熟過程で半分の数になる。しかし、精子では二つに分かれる時に、一方はX染色体を、他方はY染色体を持つことになる。したがって、受精の時に性別を決めるのは、卵子ではなくて精子の役割である。

A Child is Born   卵子 28   精子 50

受精 72　　　　　　　　妊娠 120　　　　　　　　出生 210

8日目　新しく生まれた胎芽は、最適な場所にとどまり、粘膜がこれを受ける。

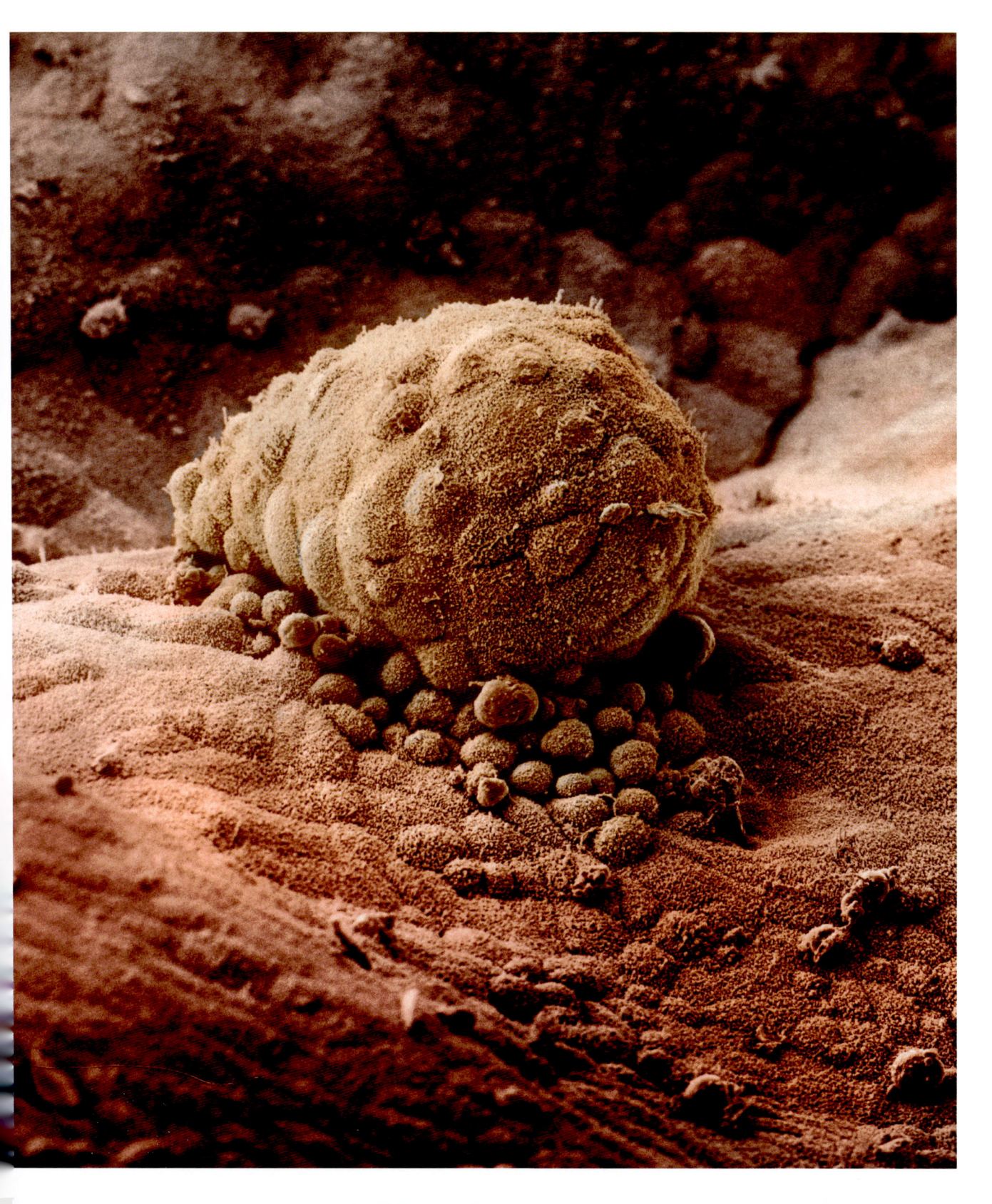

21日目 球状だった細胞集塊は、横長に形を変える。

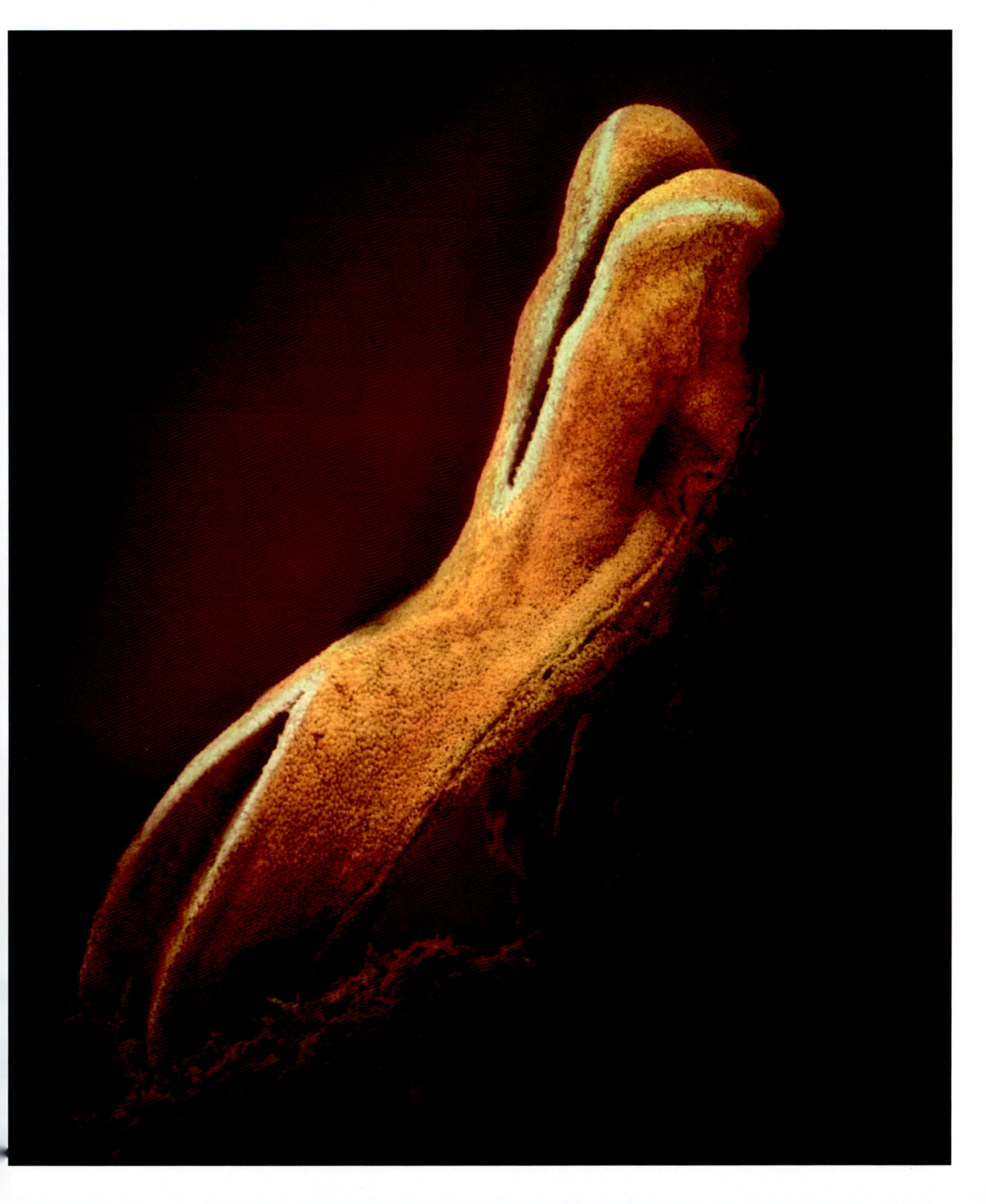

22日目 　胎芽(たいが)にはまだ顔はないが、脳にそれを見ることができる。

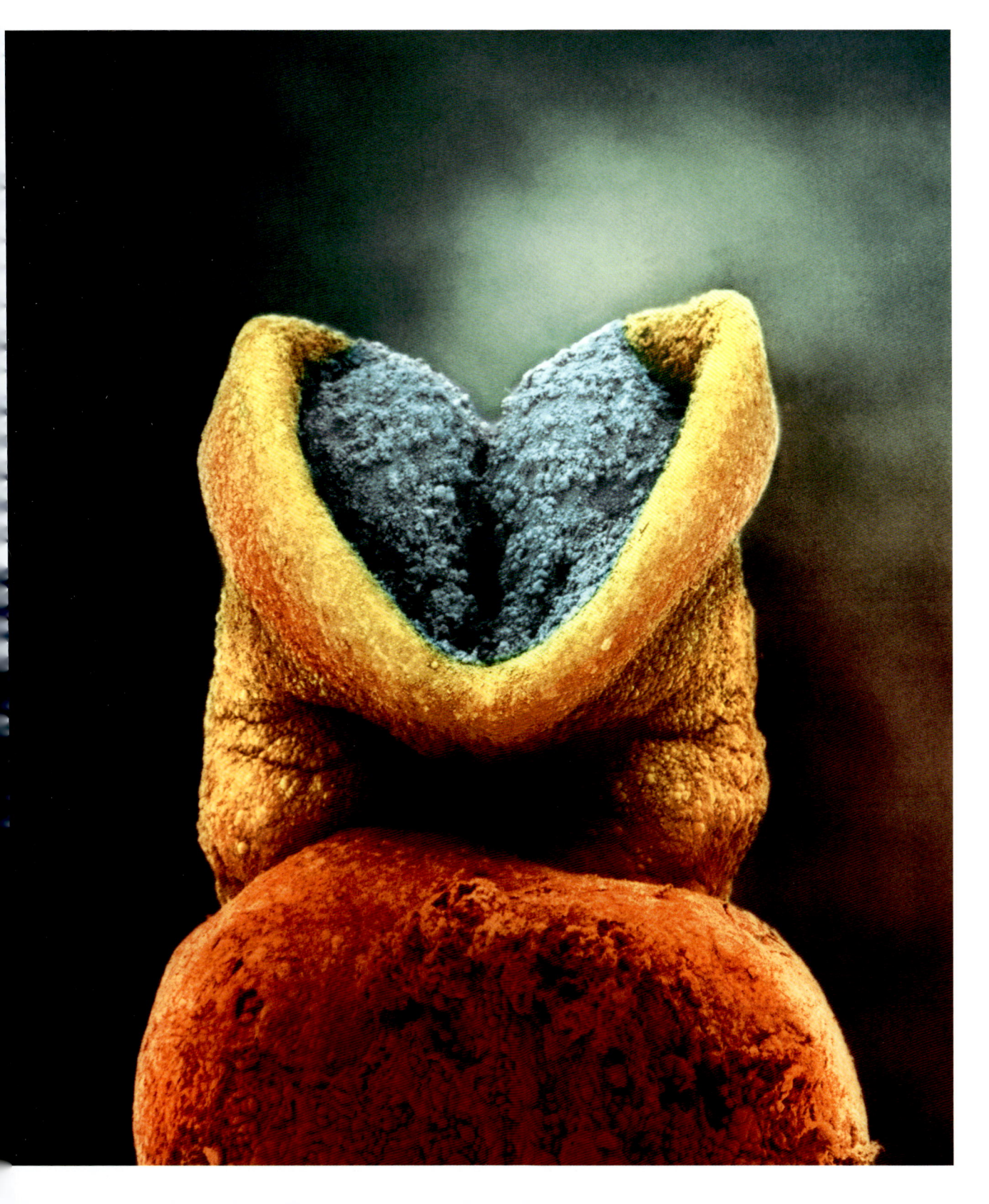

脳にある初期の神経細胞から神経線維が伸びている。

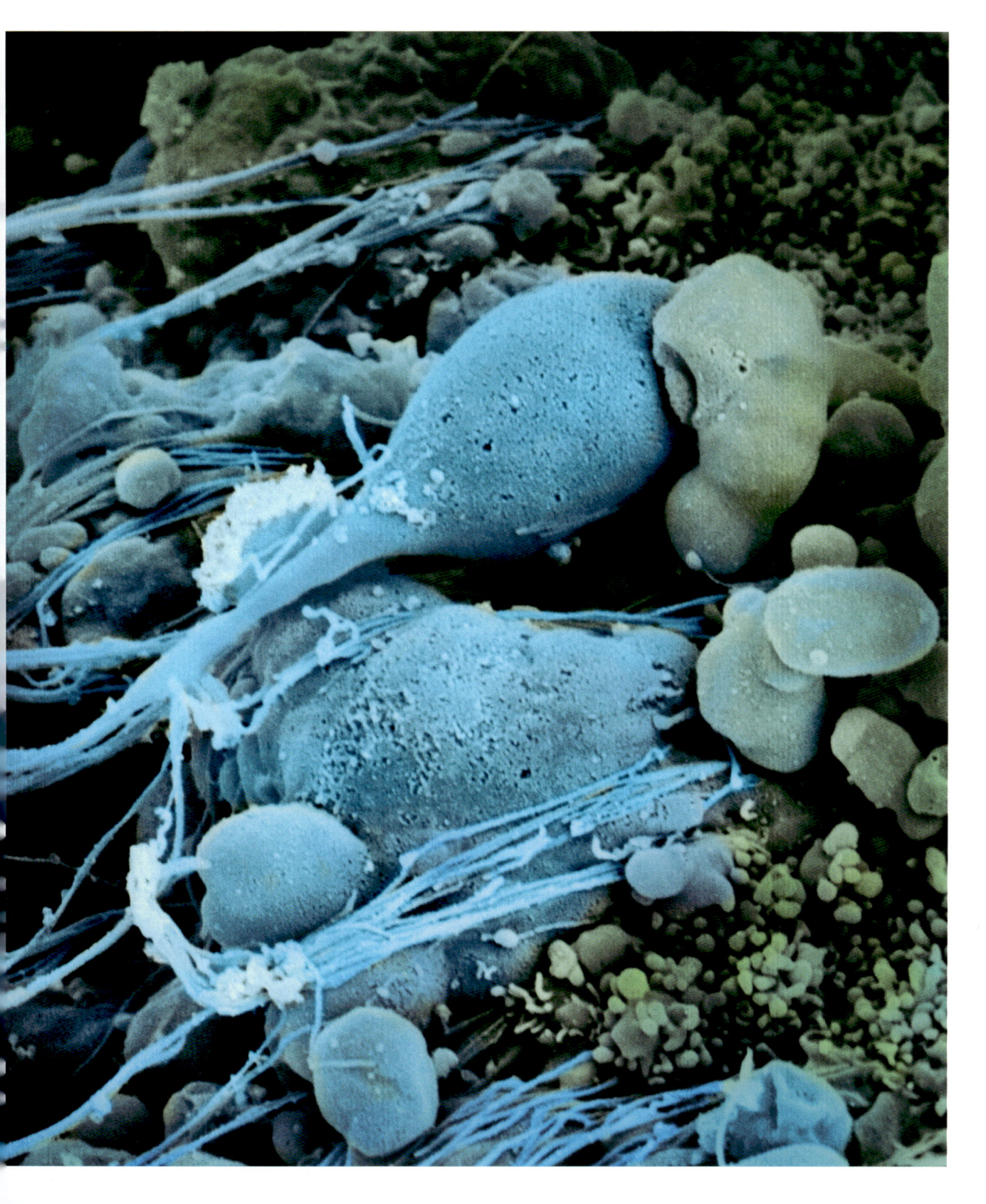

24日目 心臓はまさに鼓動し始める。

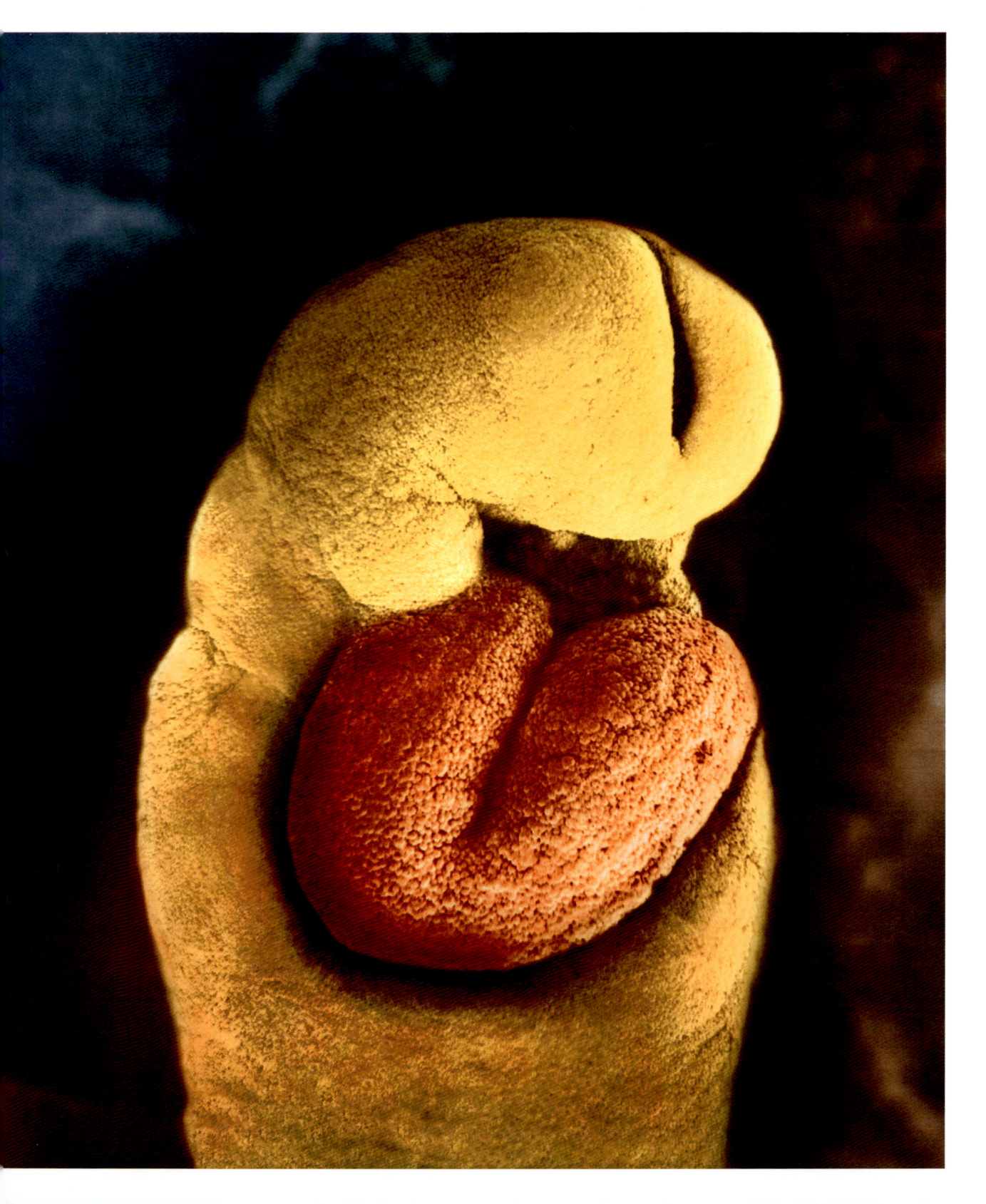

心筋細胞の収縮は、一種のドミノ効果のように周囲に拡がっていく。

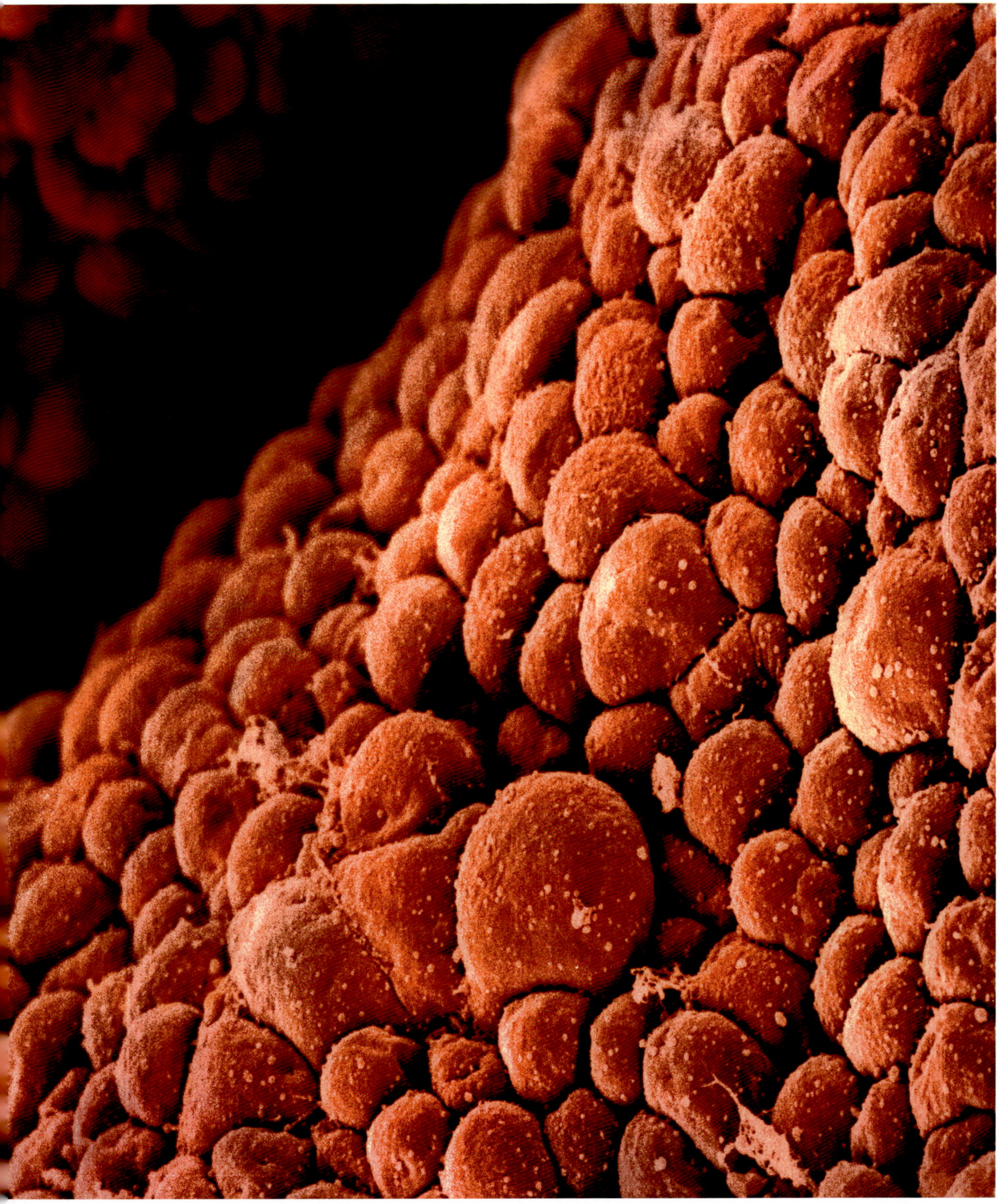

4週目 　背中の方から見た胎芽には、左に原始の脳が認められる。体幹の端に位置する頭部は、急速に発育する。

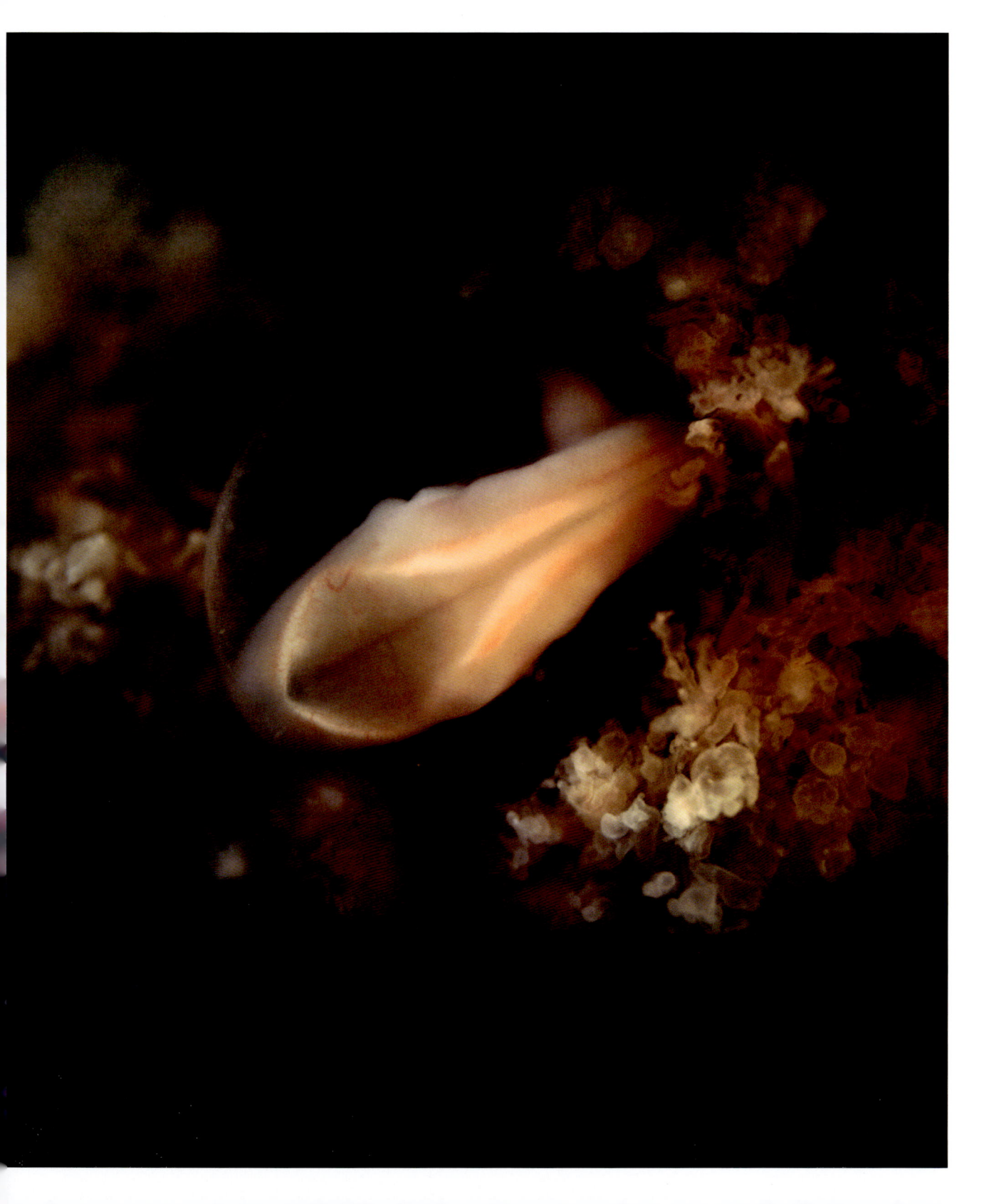

5週目　約9mm。胎芽は胎嚢内にいる。

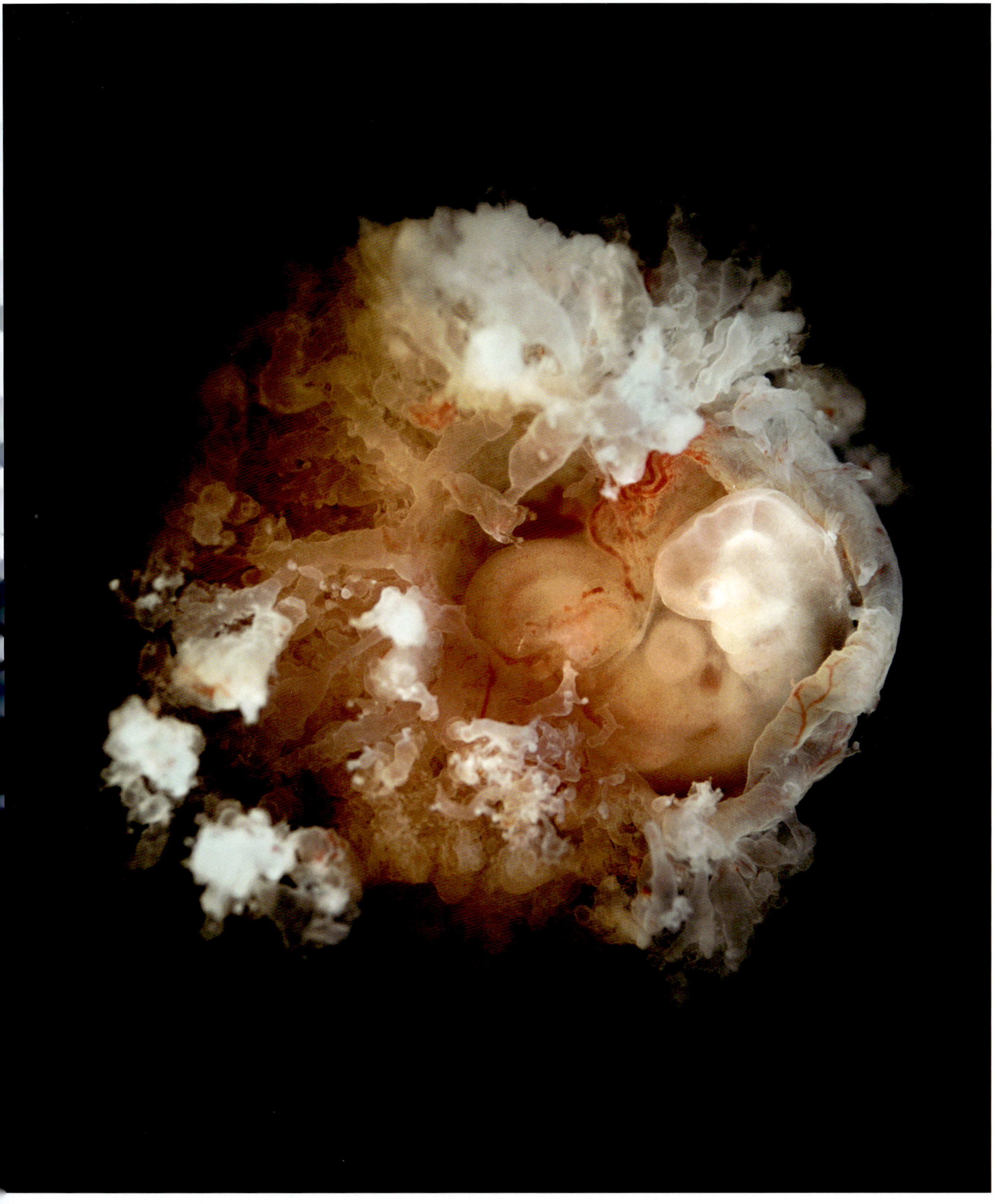

胎盤は、臍帯(臍の緒)を通じて栄養や酸素を供給する。将来の手や足は、まだほんの小さな芽にすぎない。

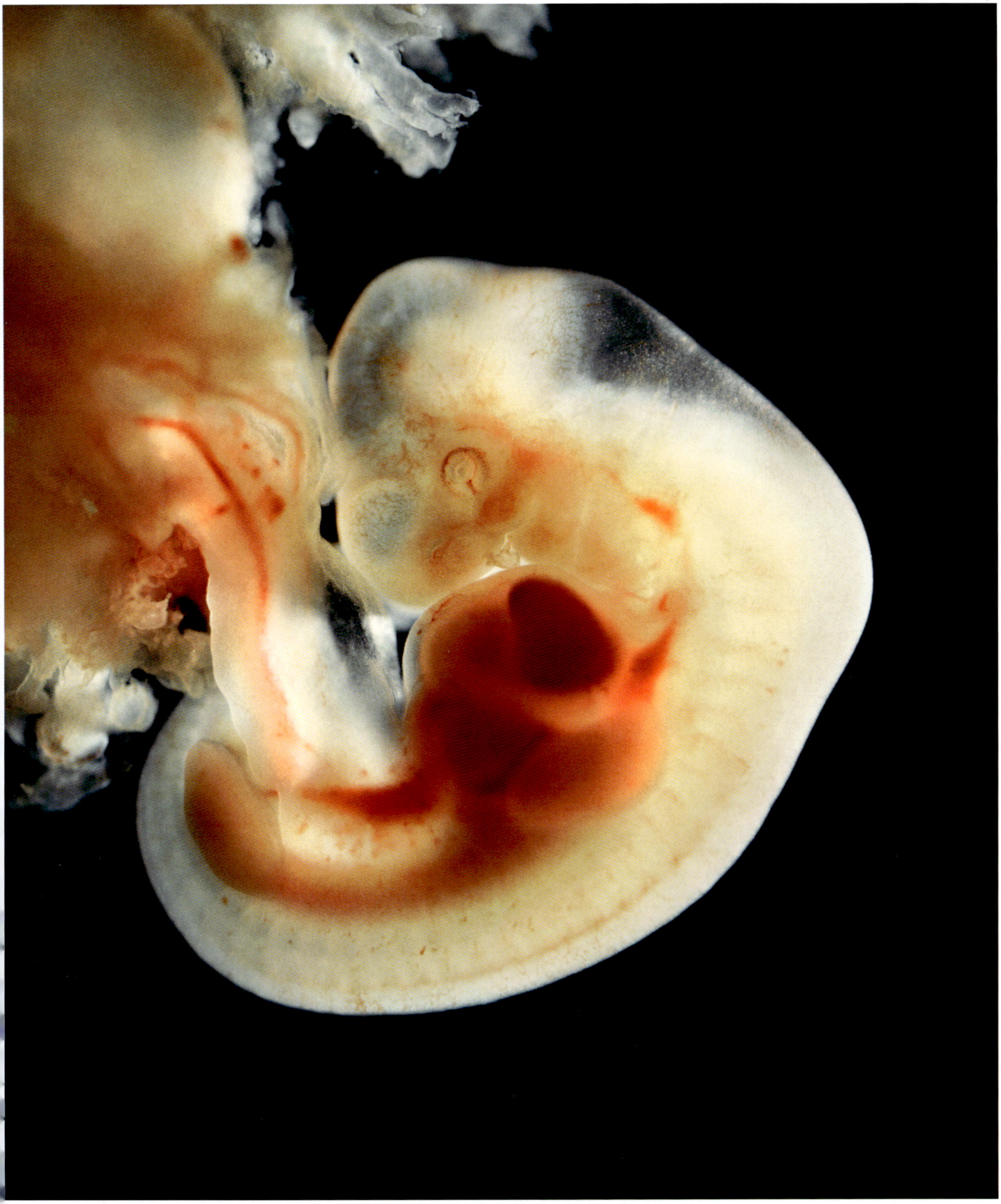

頭蓋骨は原始の脳を覆っている。

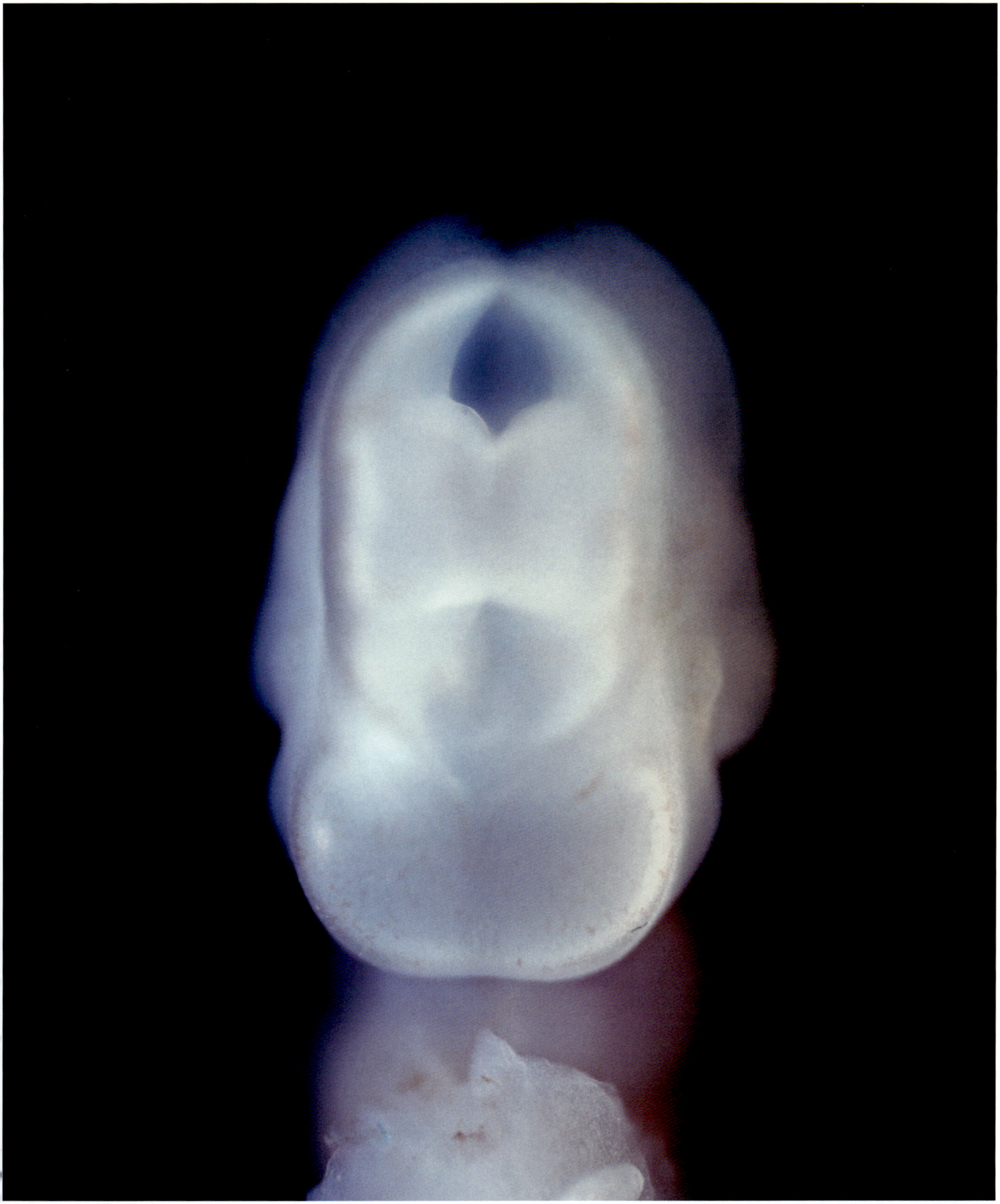

口、鼻、目のための小さな孔がつくられ、顔が形成される。

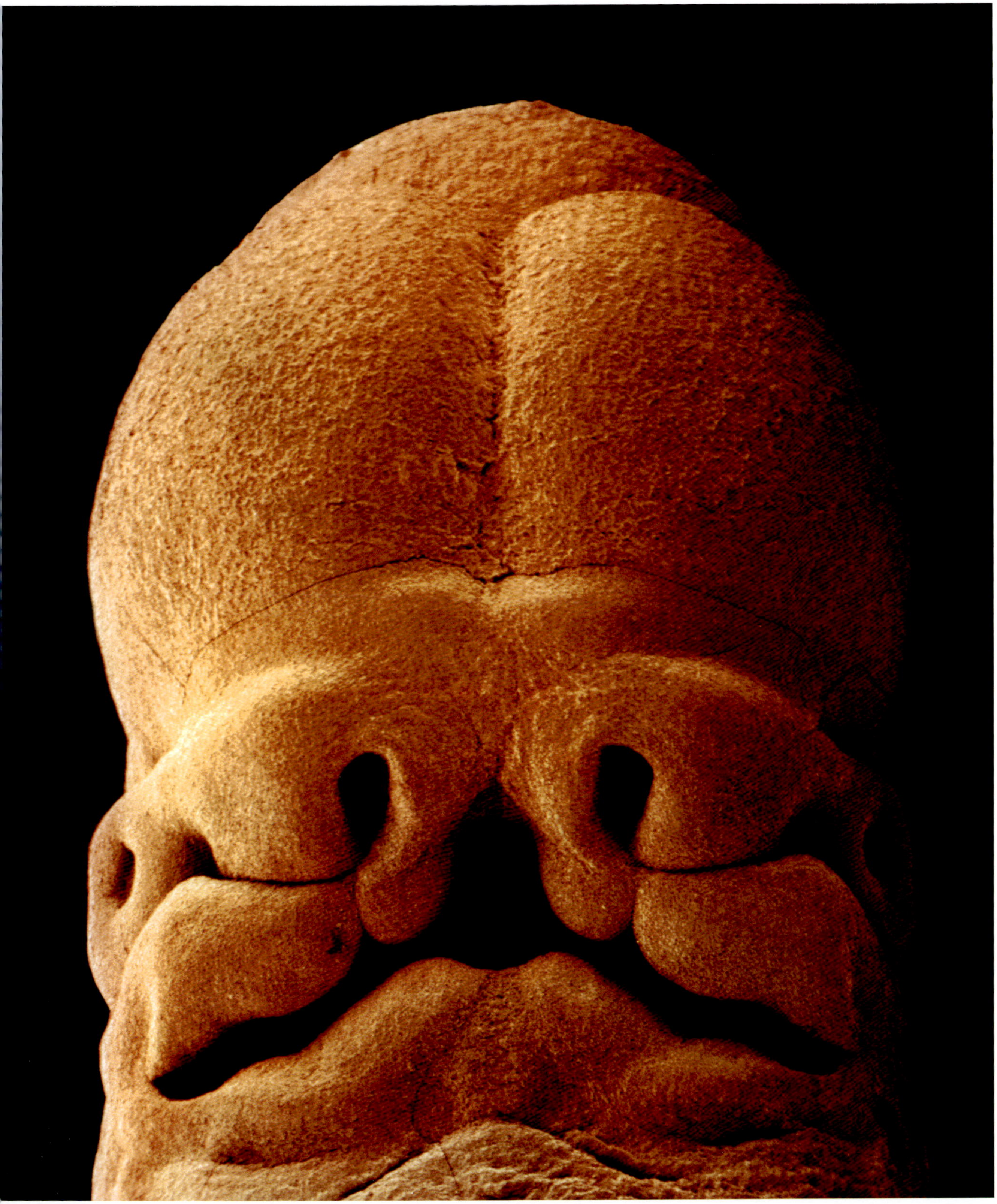

6週目　脊髄のすべてが見える。卵黄嚢は左側に風船の様に浮かんでいる。

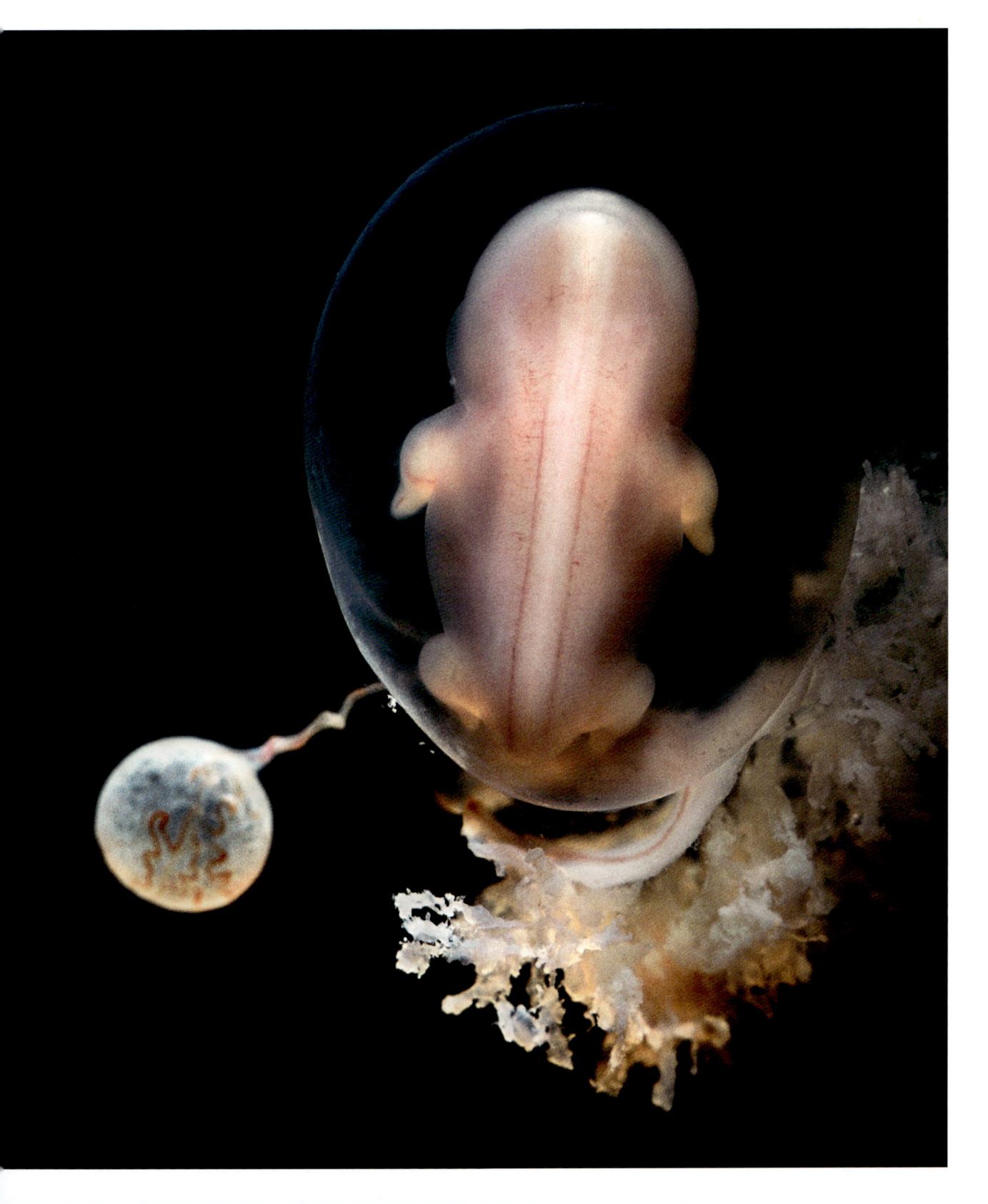

7週目　胎芽の心拍数は140〜150回/分となる。

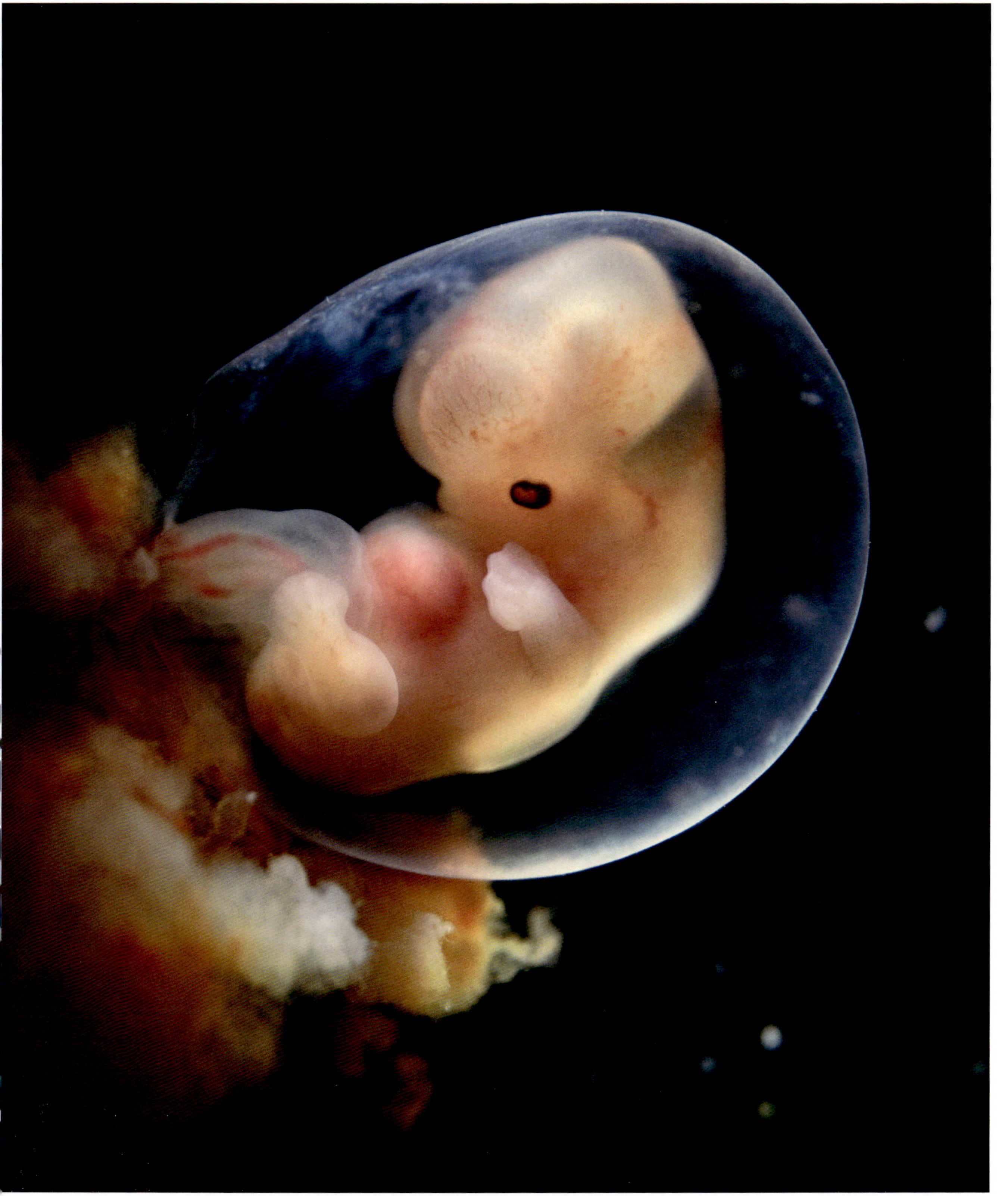

8週目 急速に成長する胎芽は、羊膜により守られている。

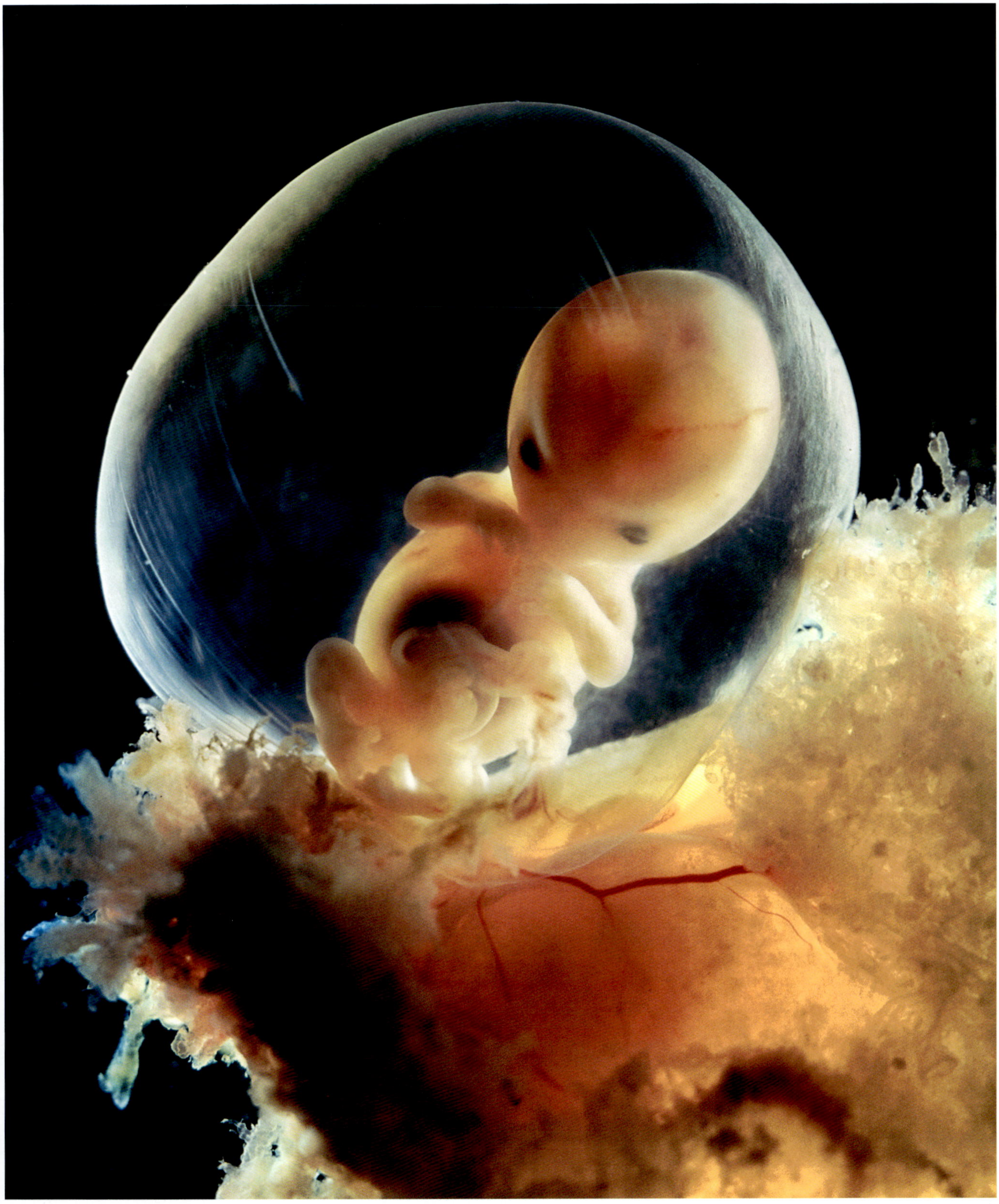

9週目　V字状に配列する血管は、頭蓋骨が癒合する場所で多く発達する。

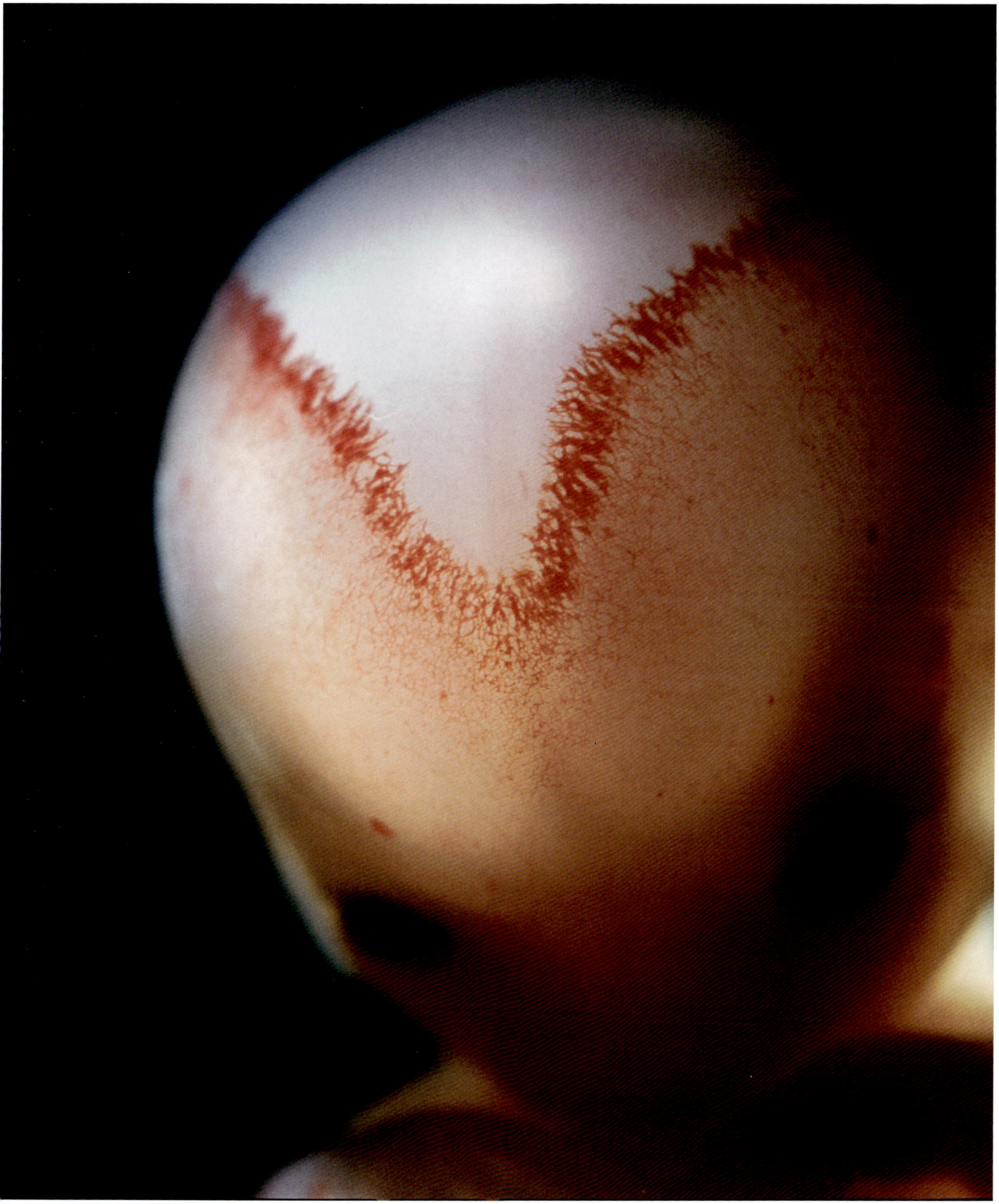

多くの機能を有する神経細胞のネットワーク。

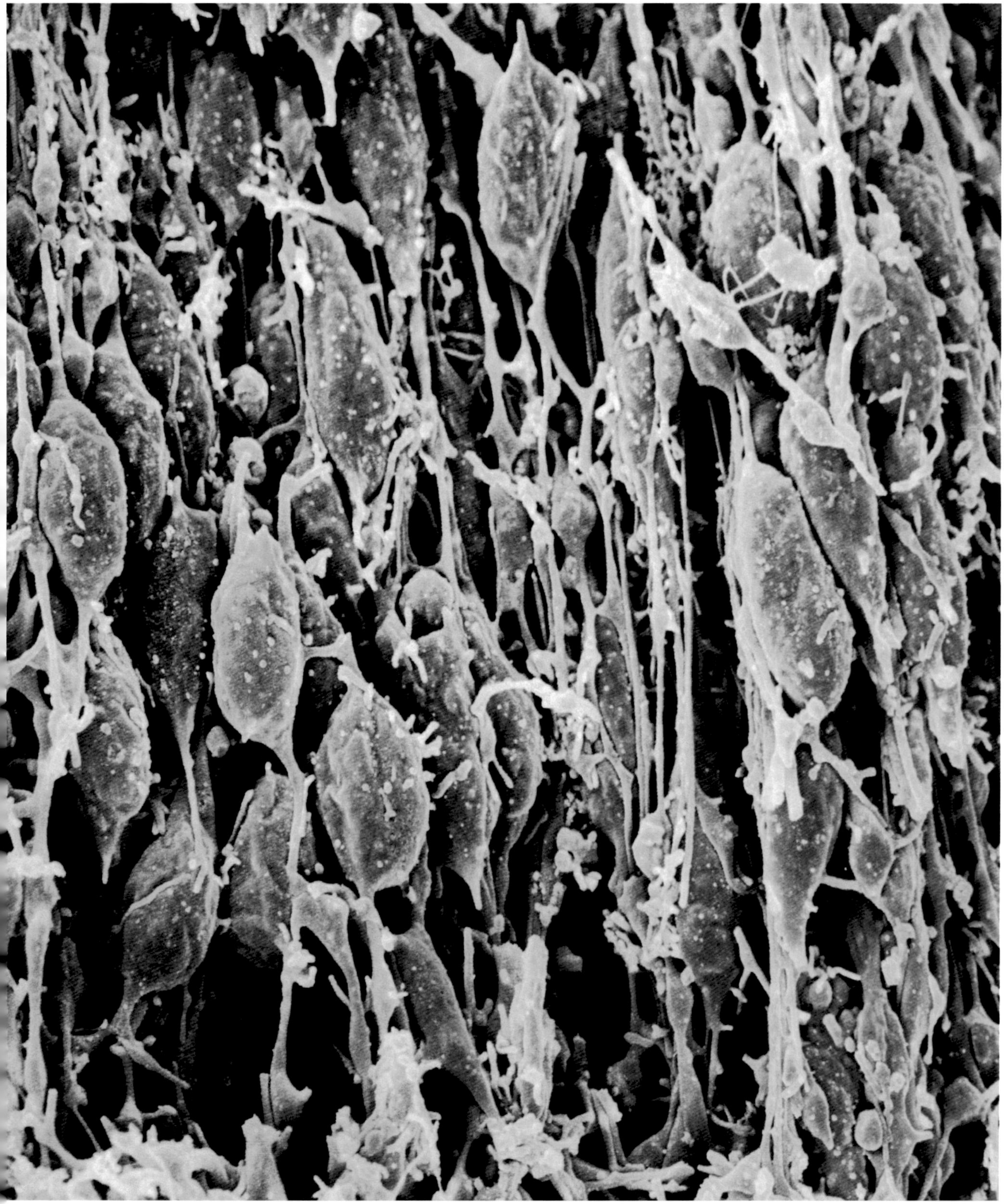

10週目　約30mm。胎芽から胎児となる。

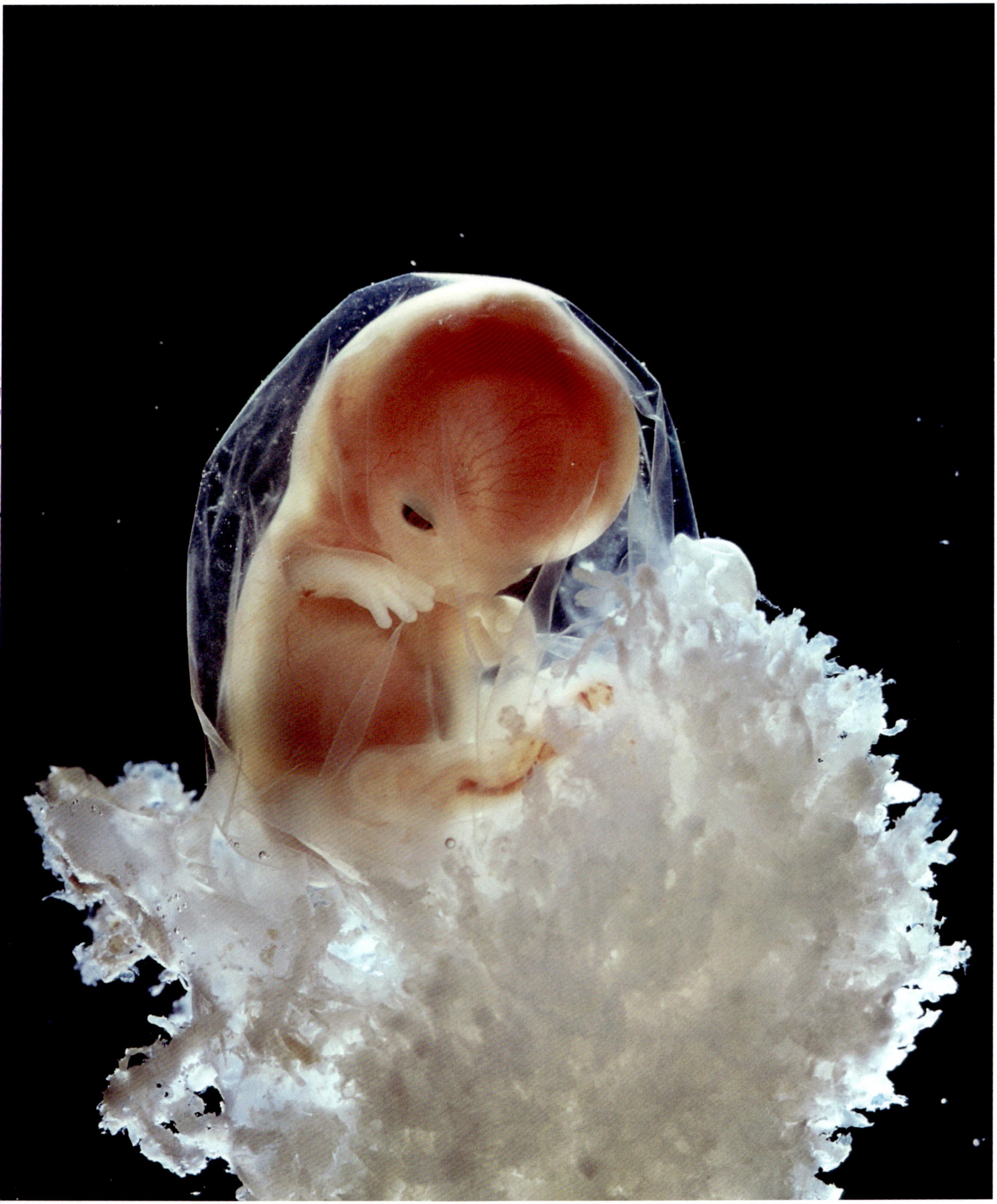

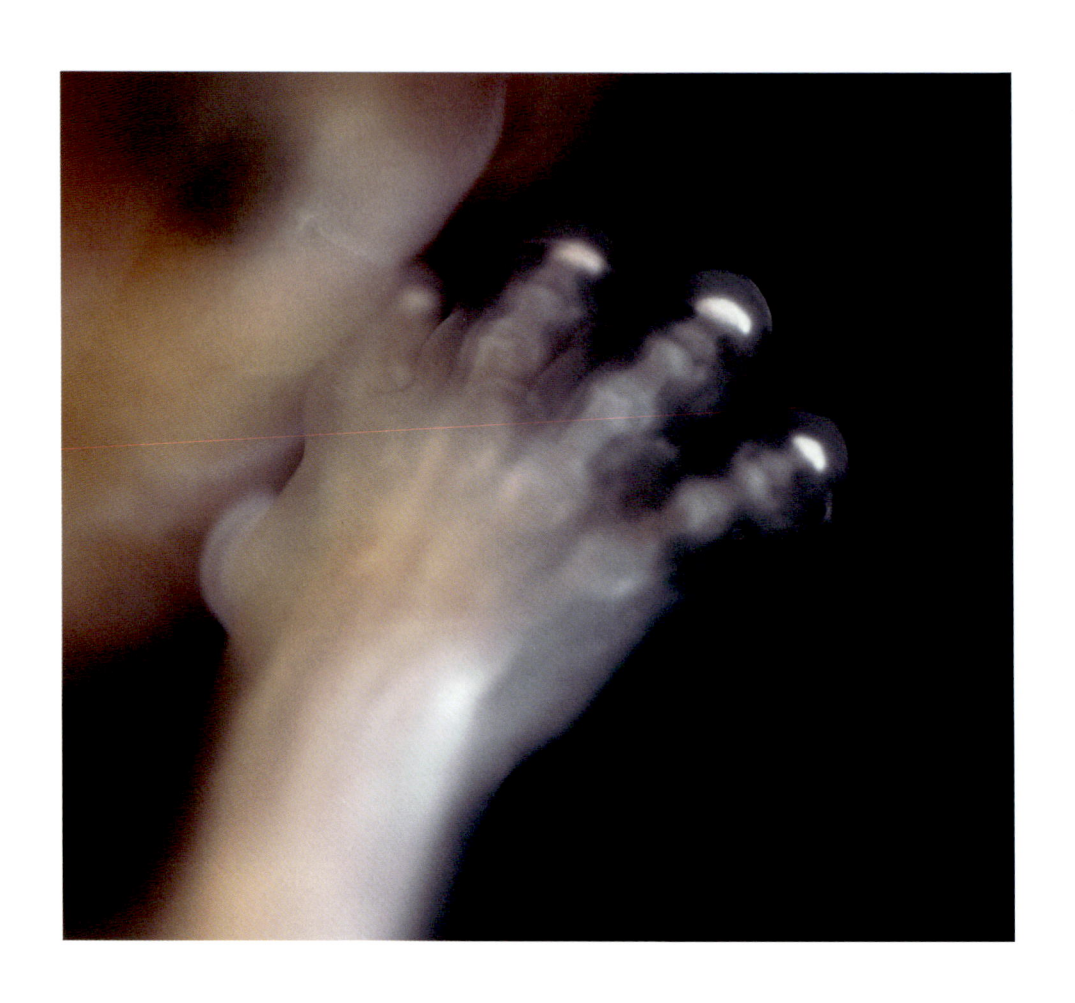

軟骨を伴う骨格が、薄い組織を通じて見える。

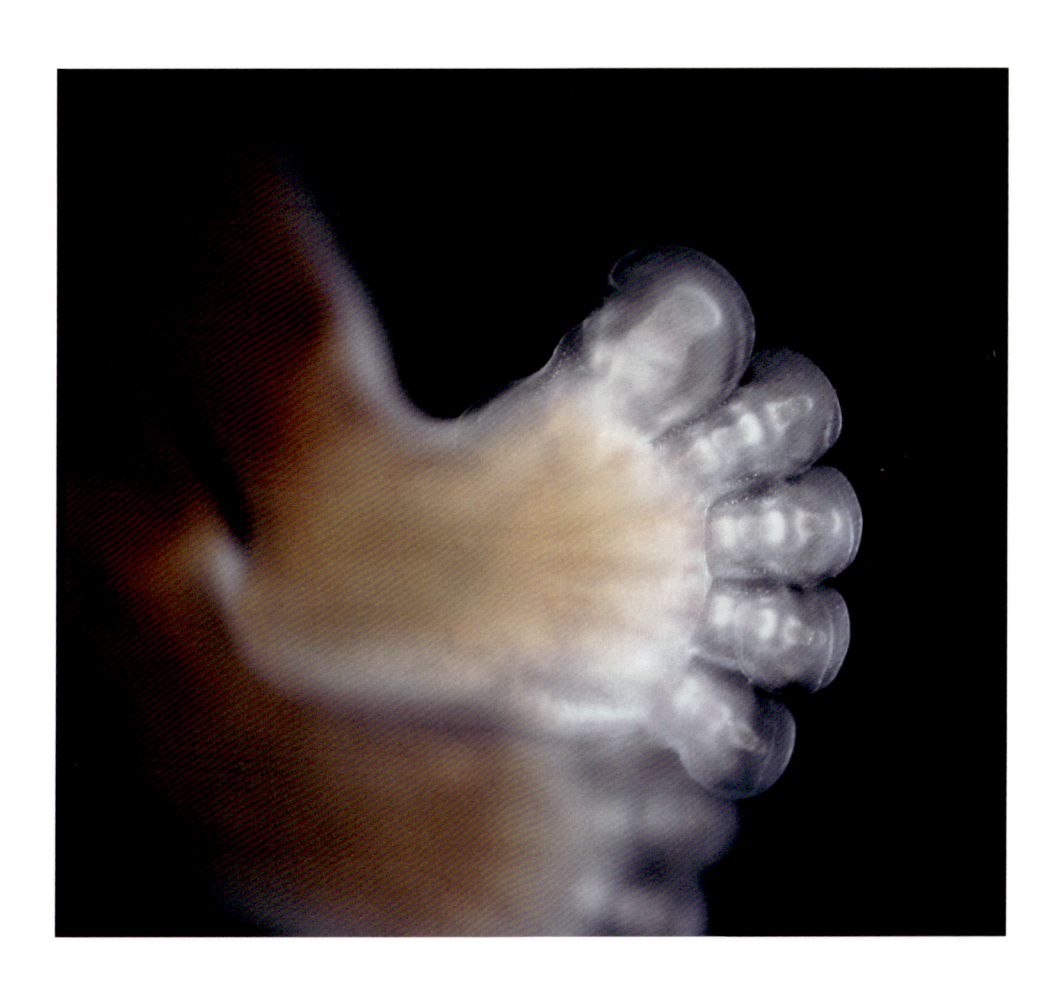

足の発達は、手よりゆっくりしている。

まぶたは半開きである。しかし数日で完全に閉じる。

p.160　11～12週目
胎盤に覆われる胎児。卵黄嚢(らんおうのう)は左にあるが、もはや必要とされない。

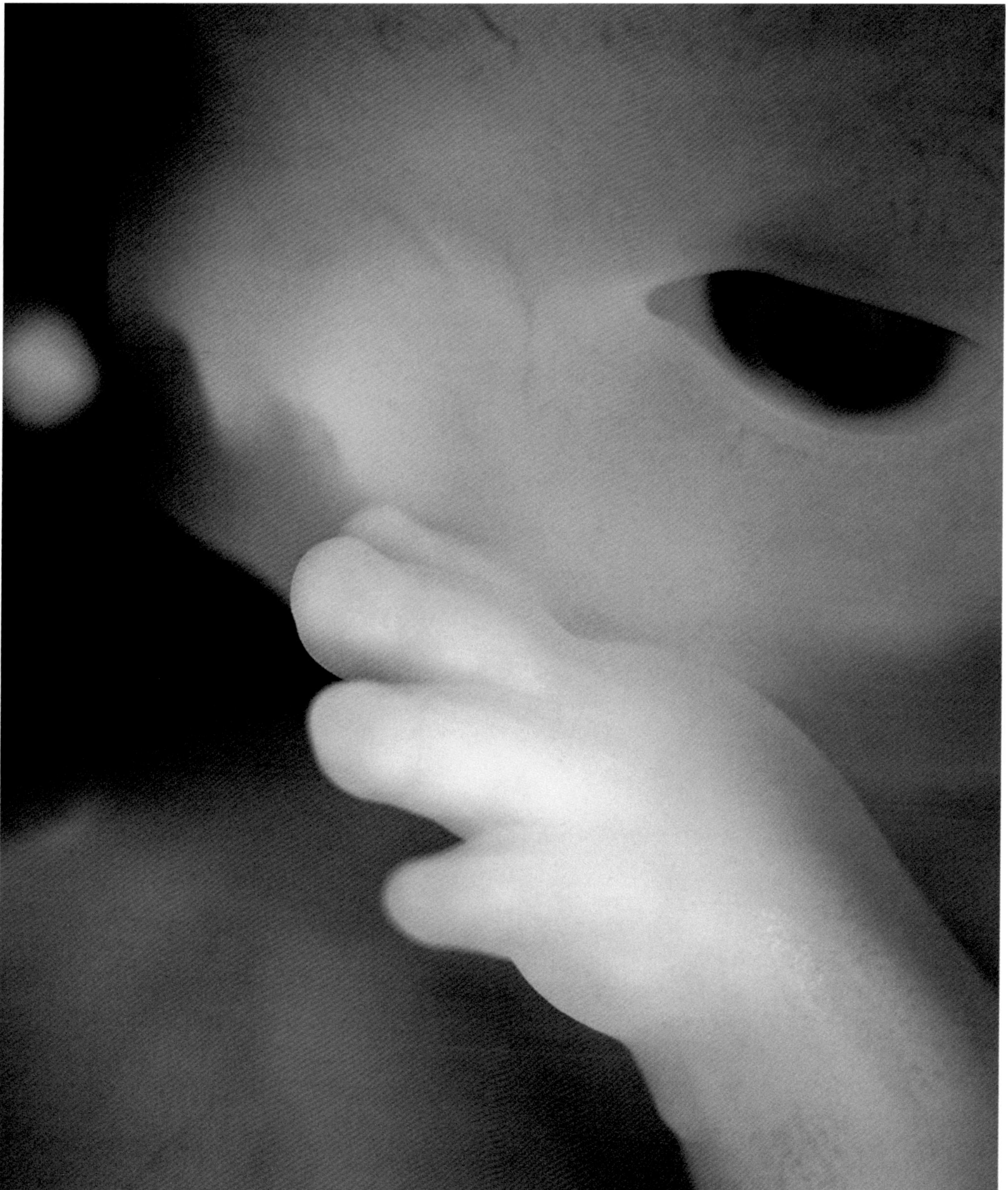

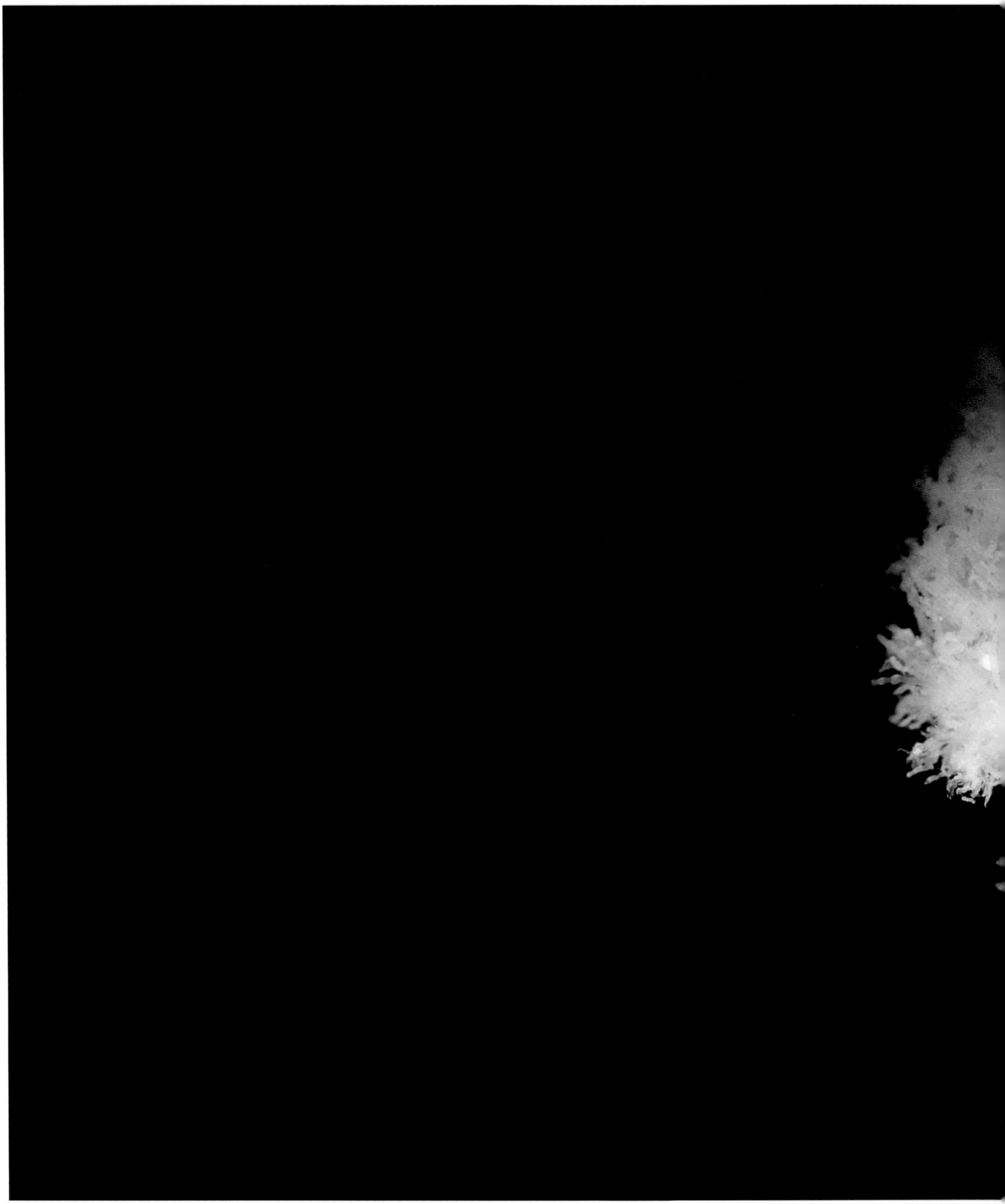

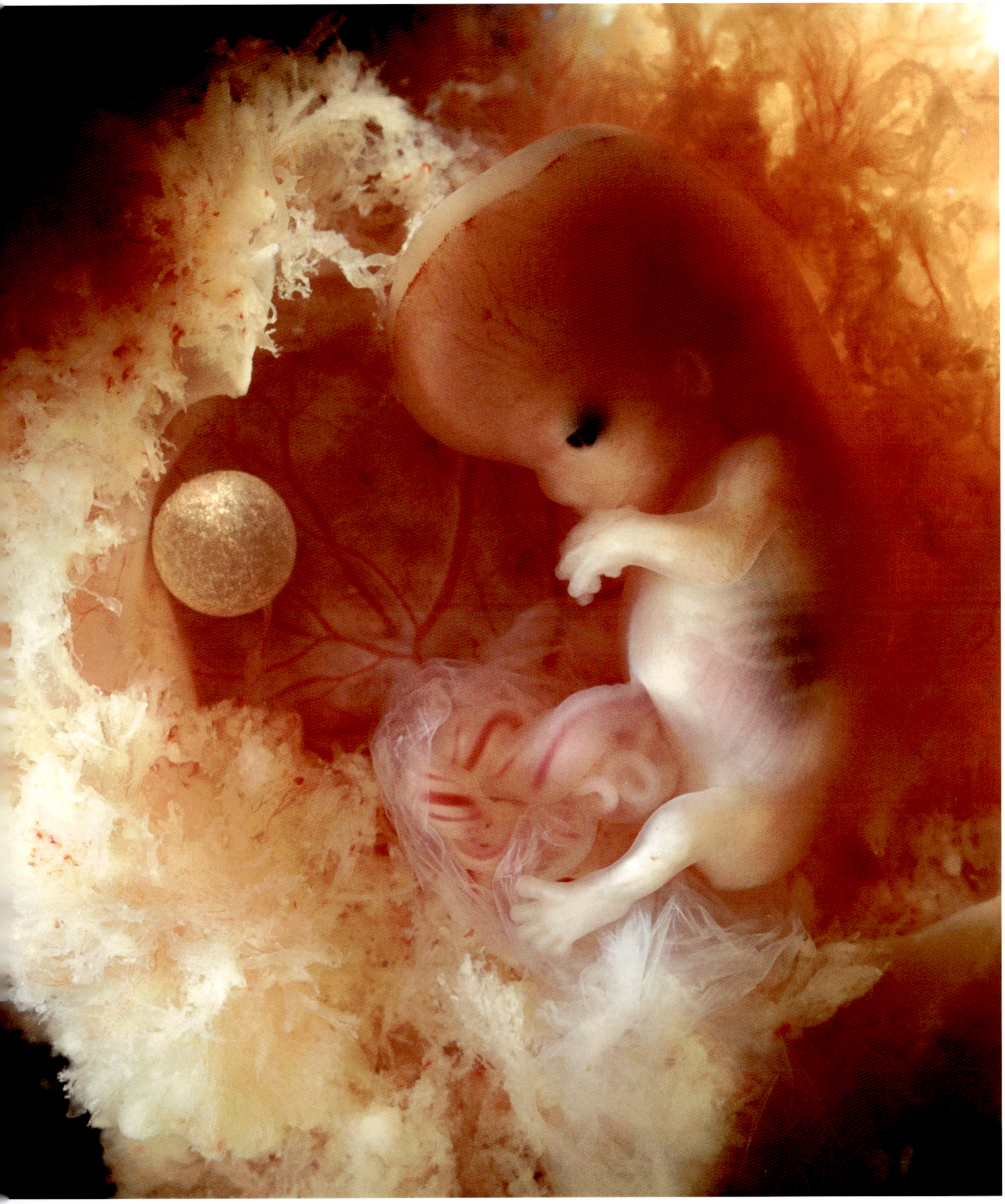

13週目　腕の中には原始の骨がわずかに見える。

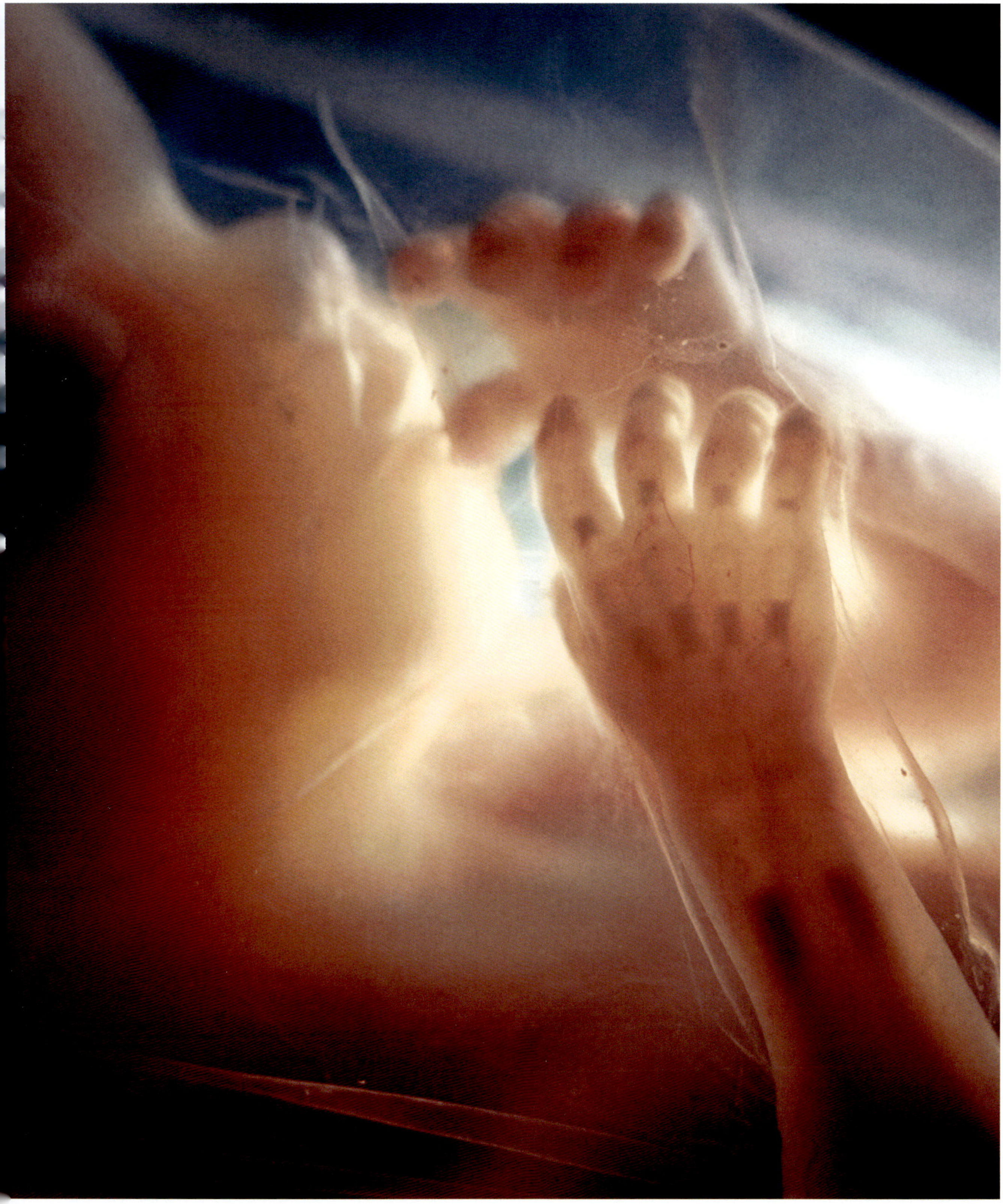

16週目　胎動は次第に強く、はっきりとする。

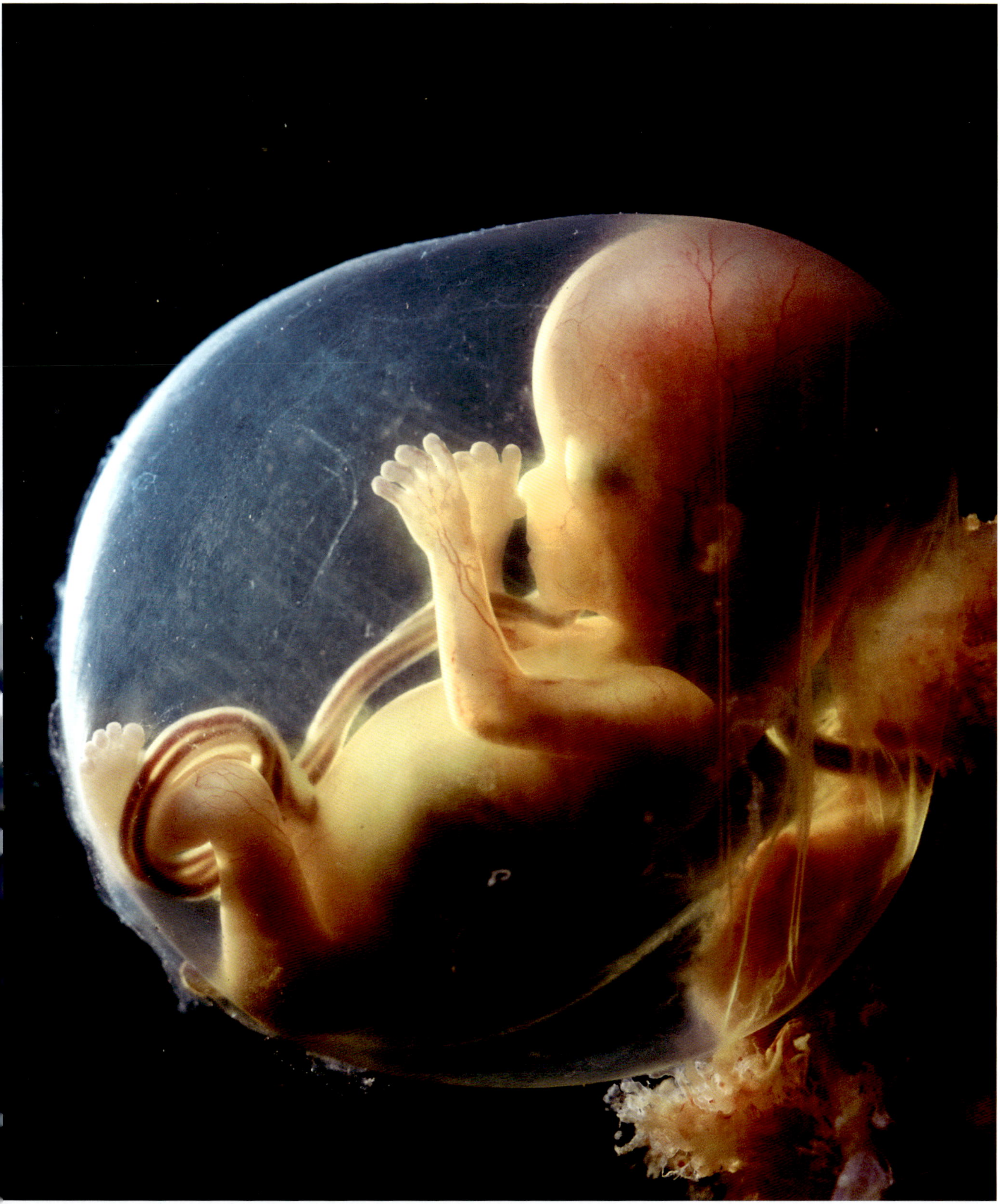

胎児は、自らの体やその周囲を探るように手を動かす。

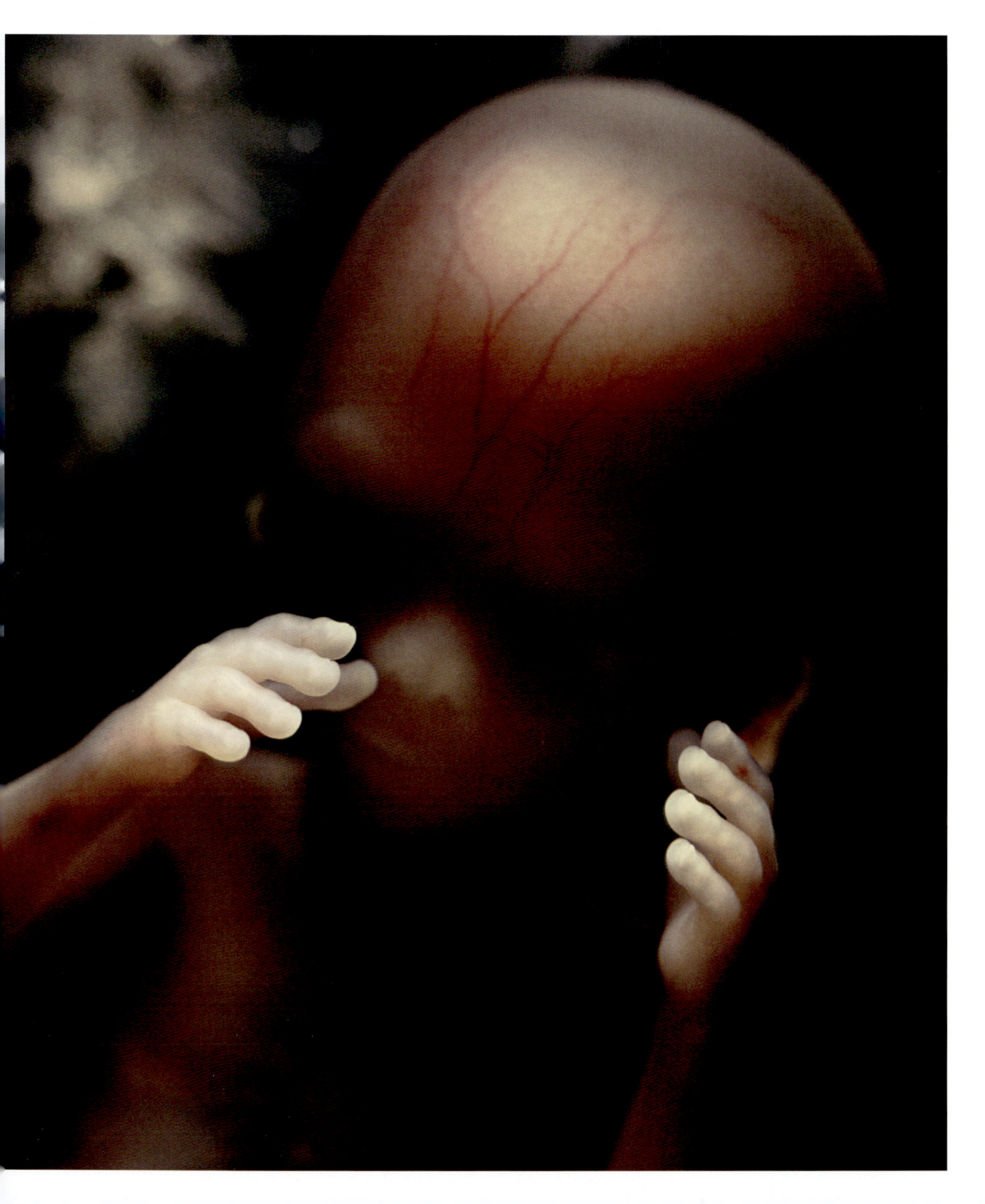

手や腕の血管の網目構造が、皮膚を通して見えている。

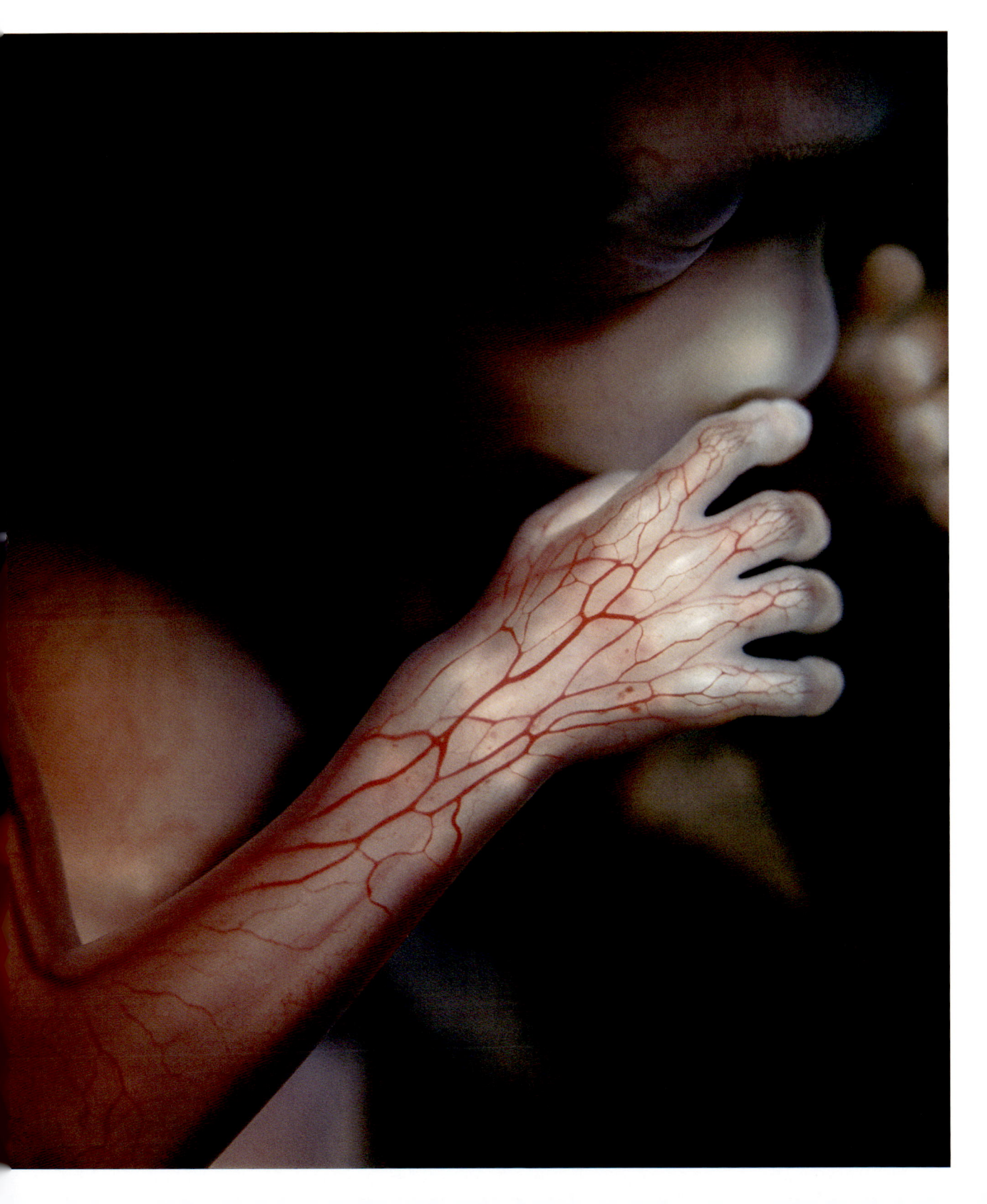

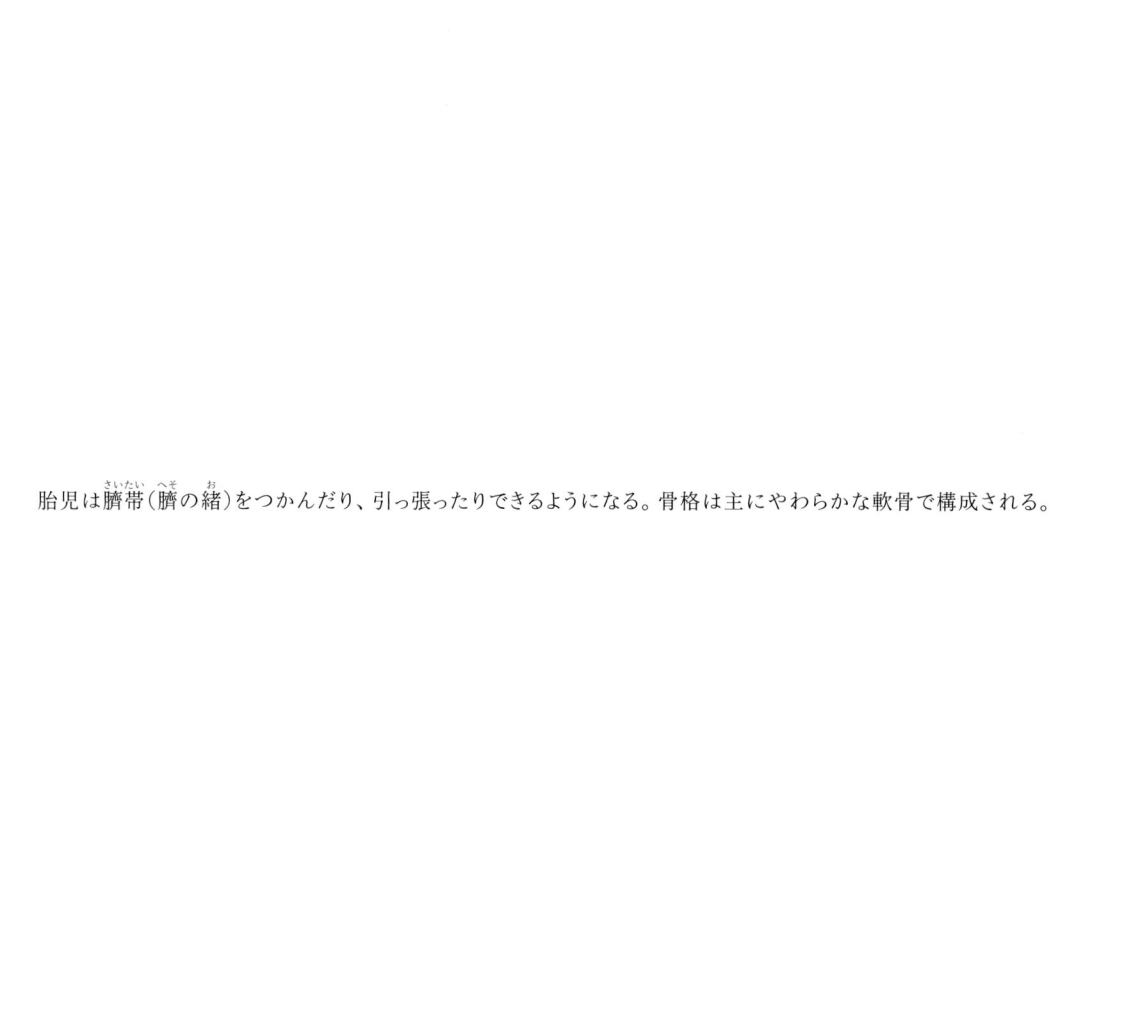

胎児は臍帯（臍の緒）をつかんだり、引っ張ったりできるようになる。骨格は主にやわらかな軟骨で構成される。

p.172　無数の赤血球は、胎盤の毛細血管内に集まる。

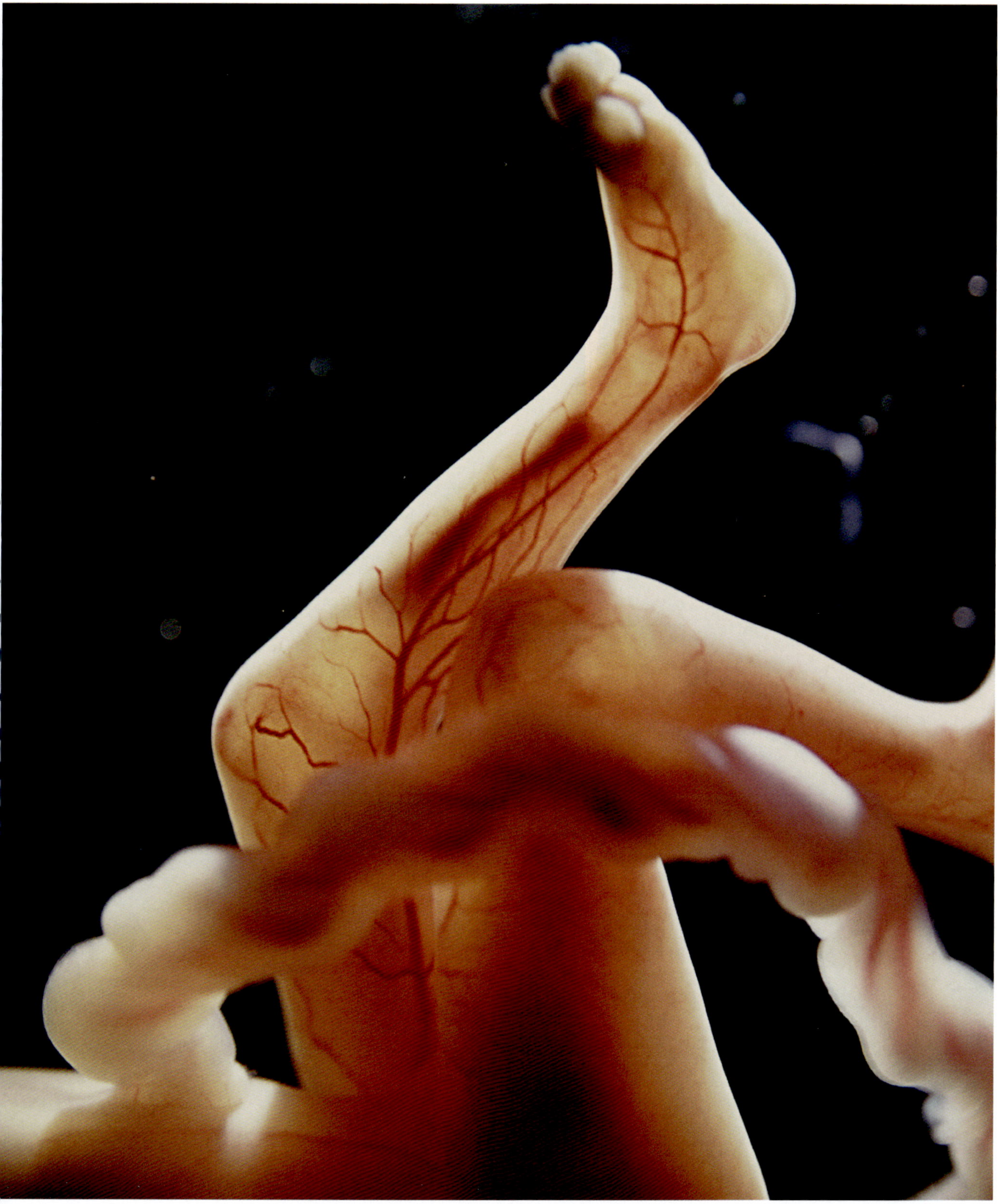

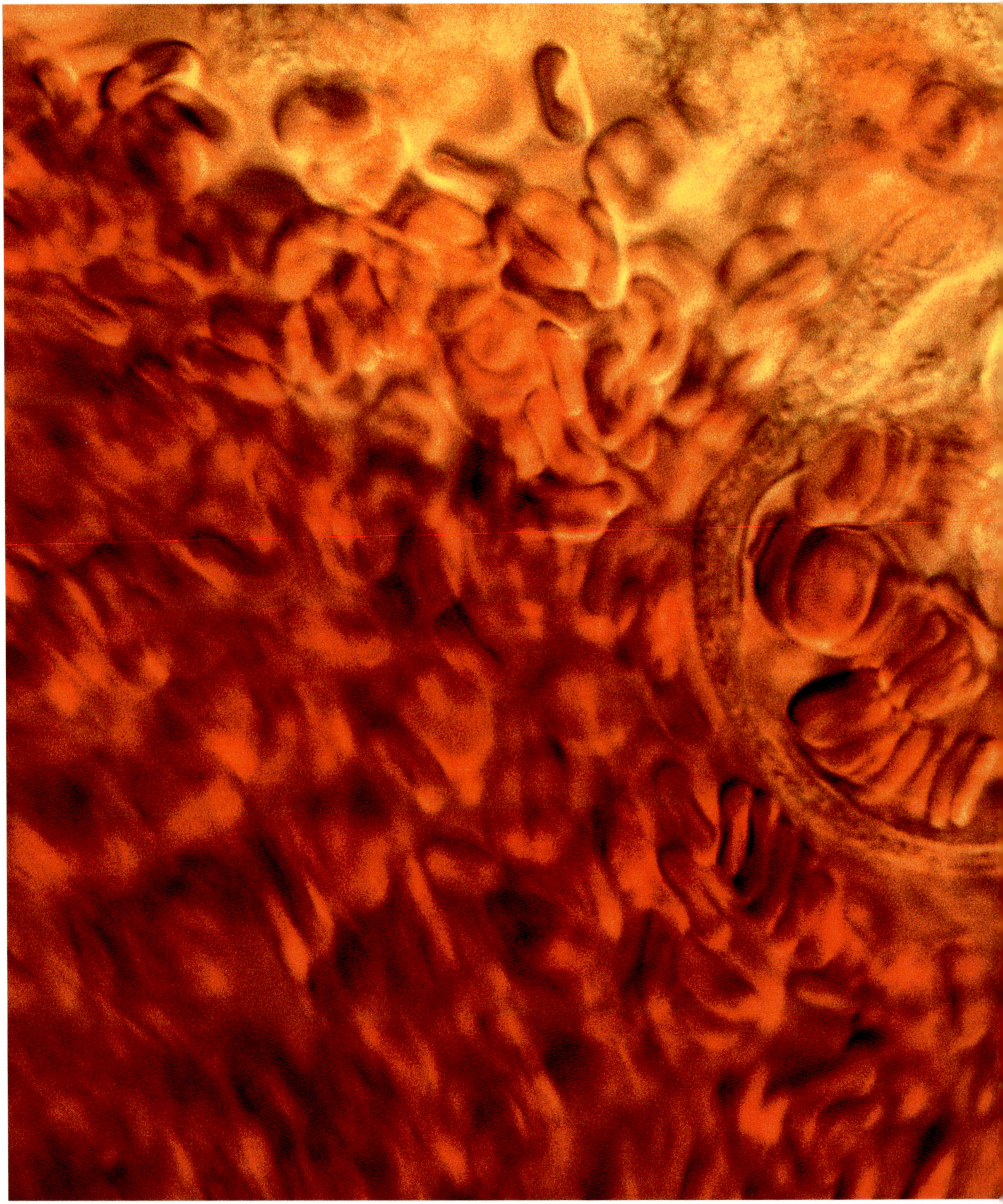

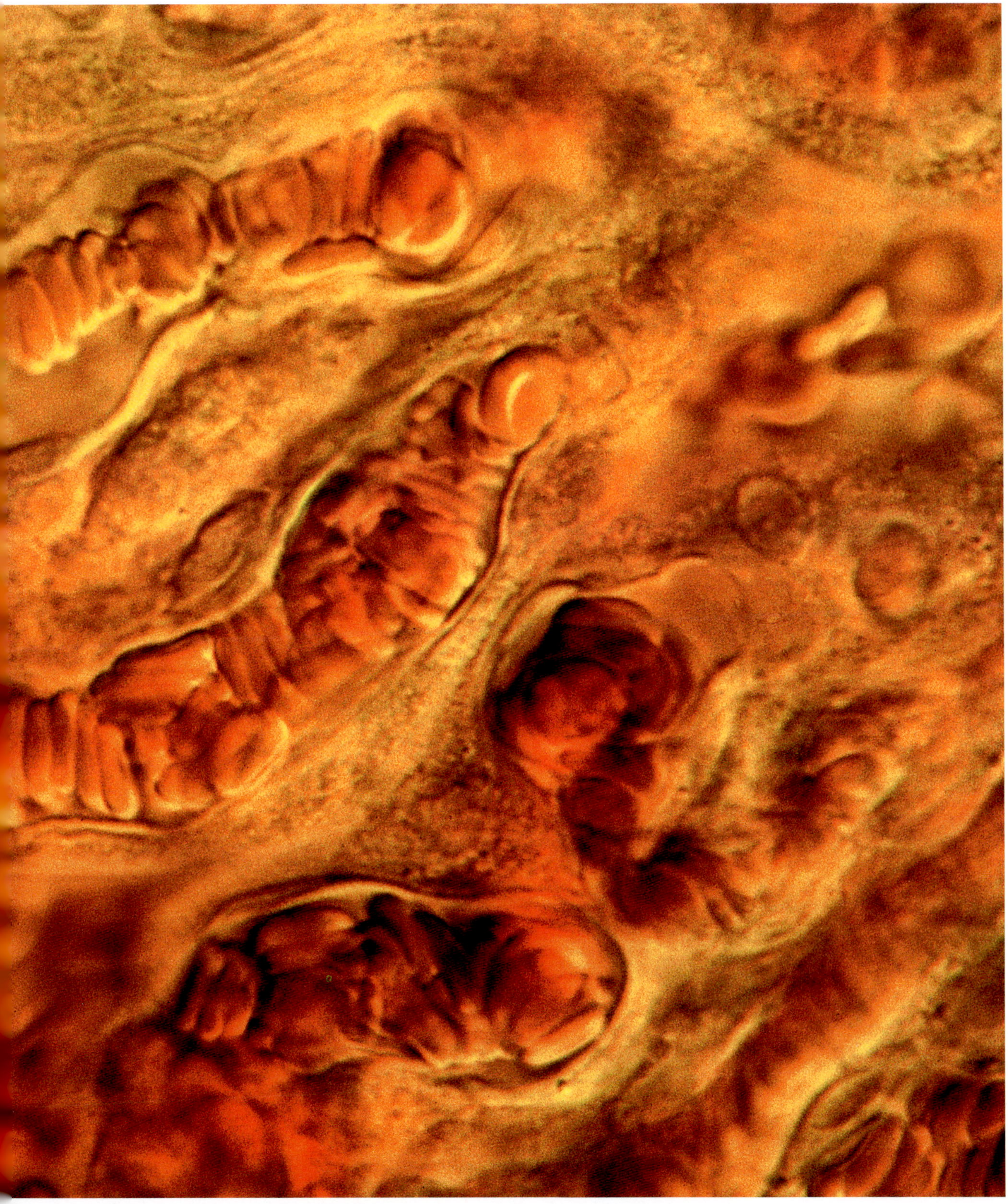

17週目 約12cm。

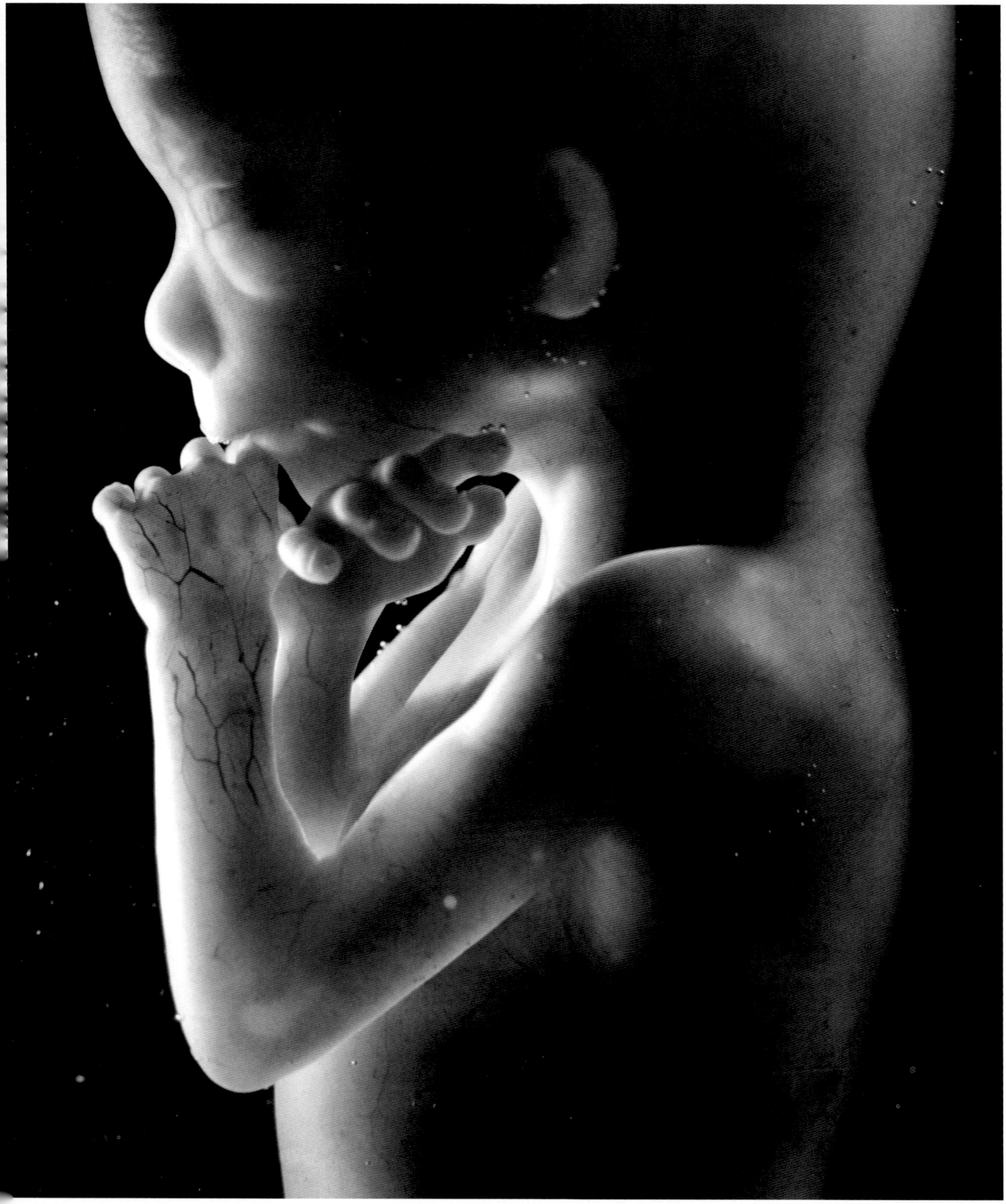

20週目 約20cm。

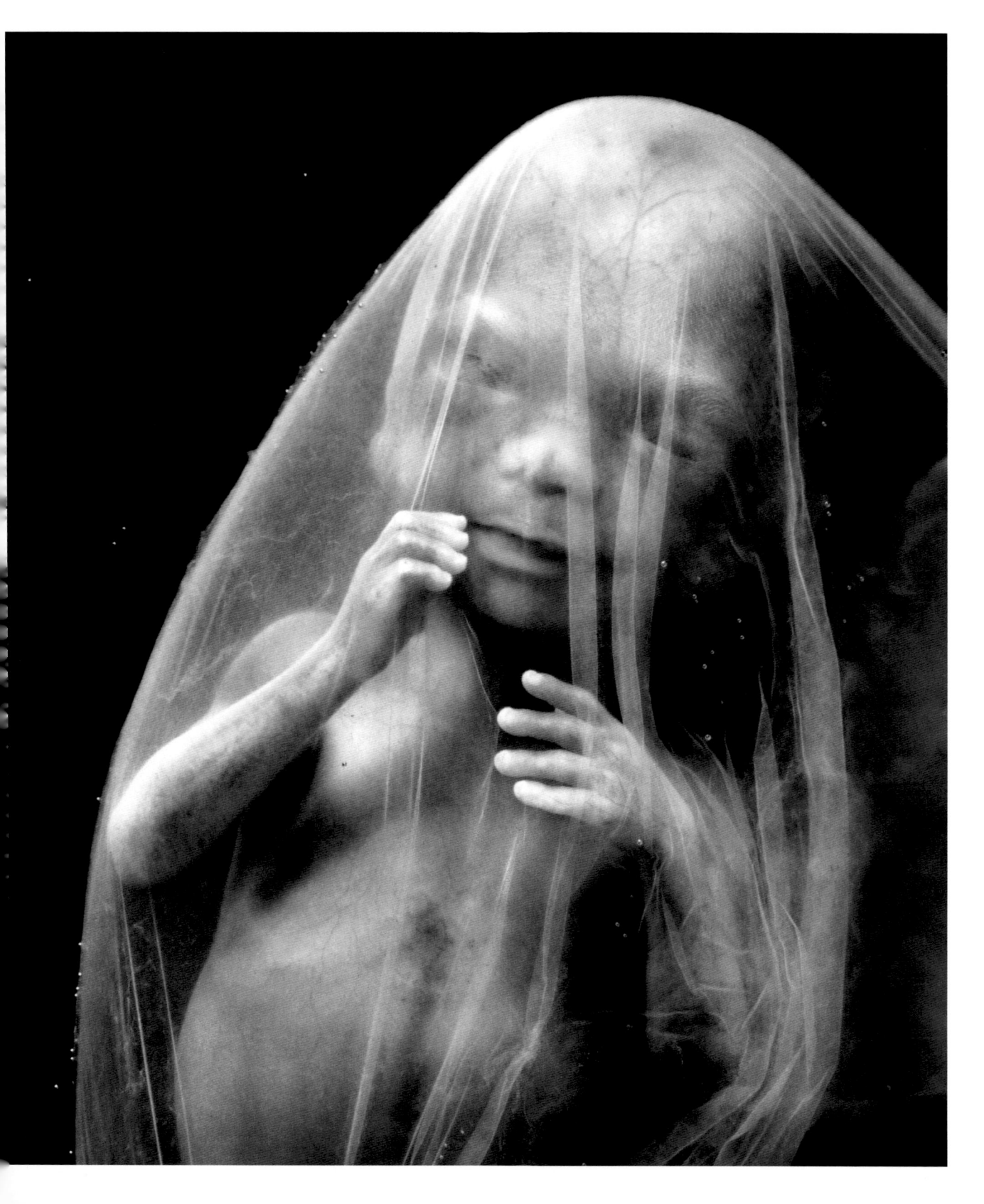

羊毛状の毛(うぶげ)が頭全体を覆う。

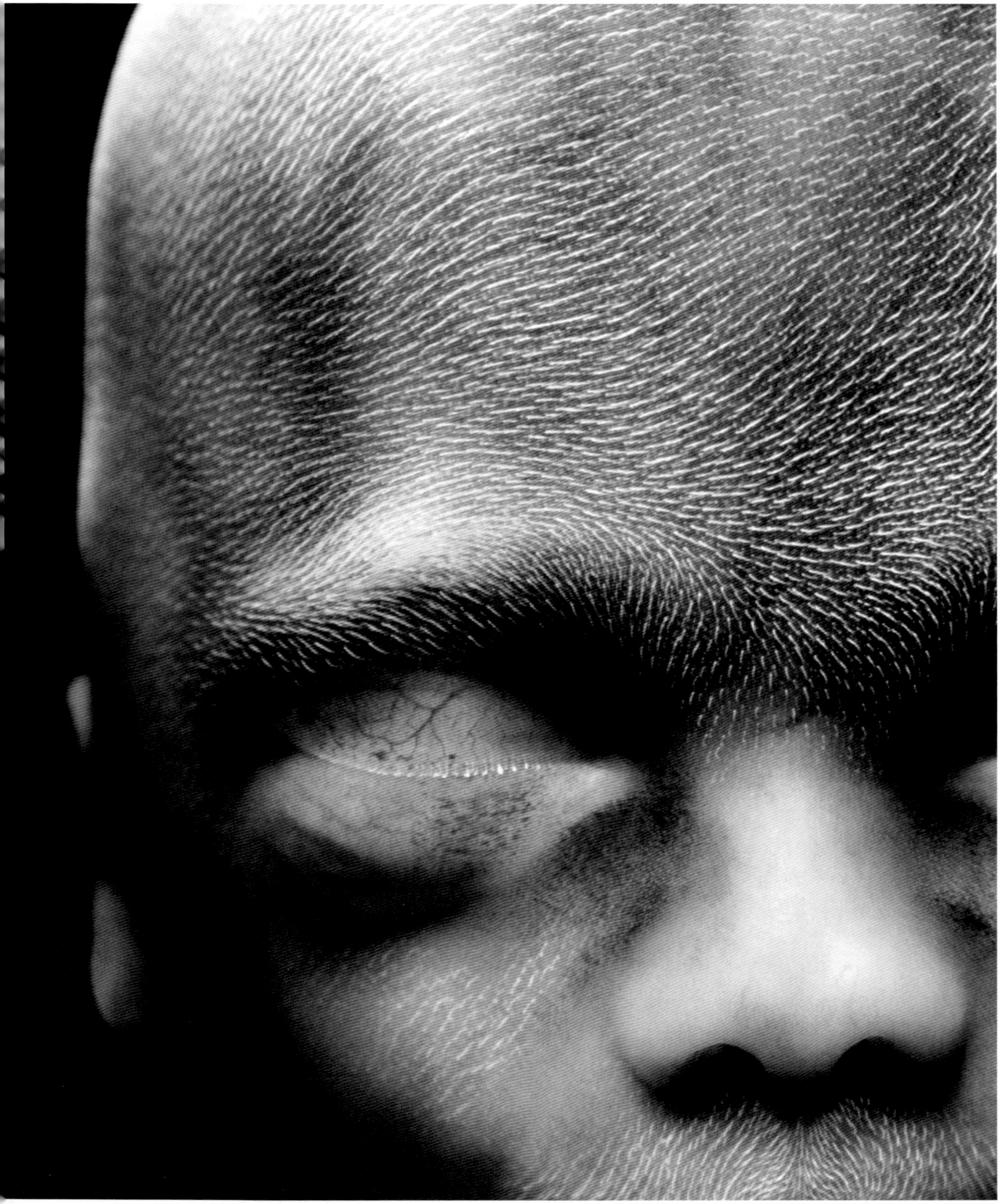

渦を巻く前頭部の毛。こまかなうぶげが頭から皮膚へ続く。

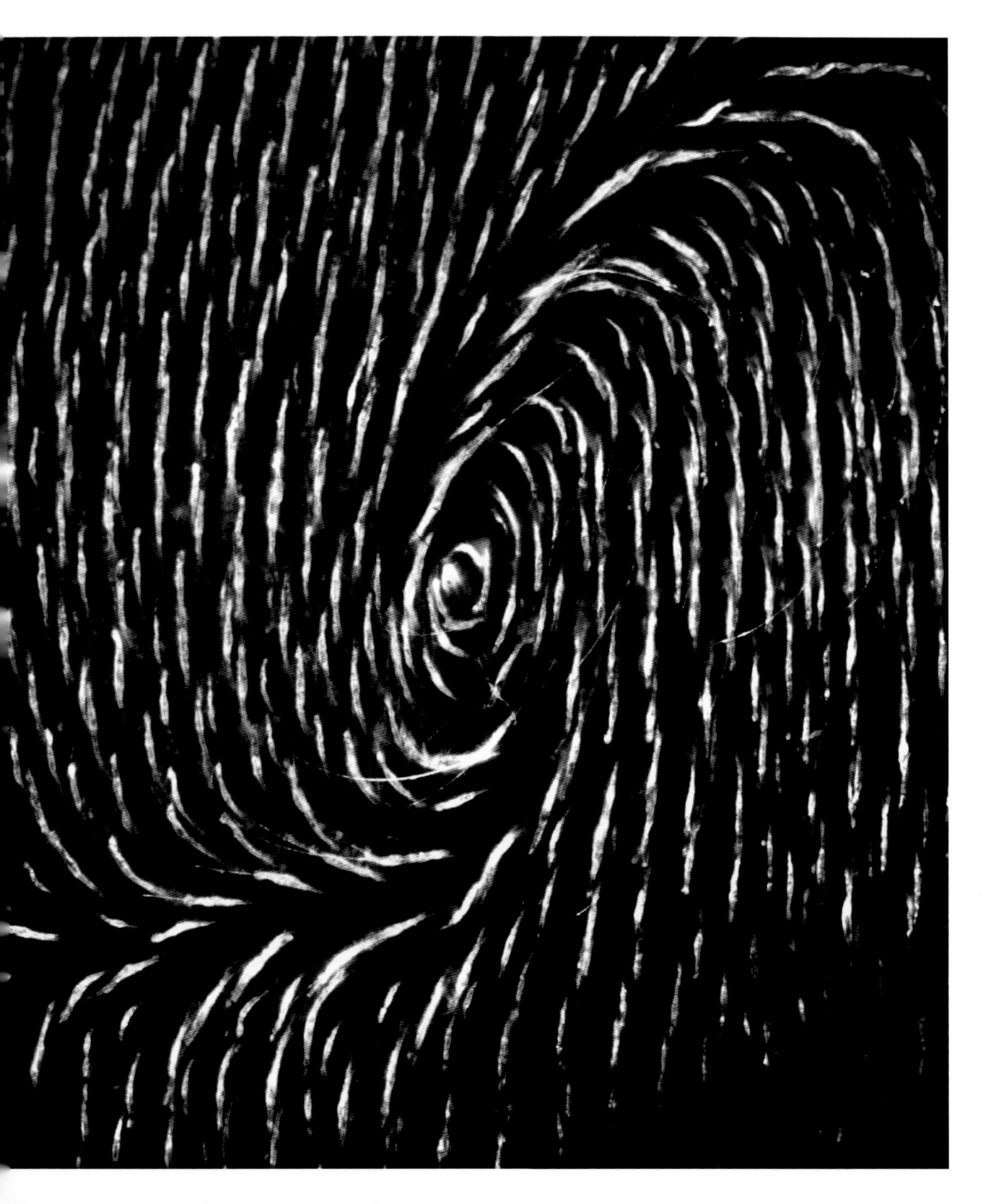

渦を巻くつむじの毛。

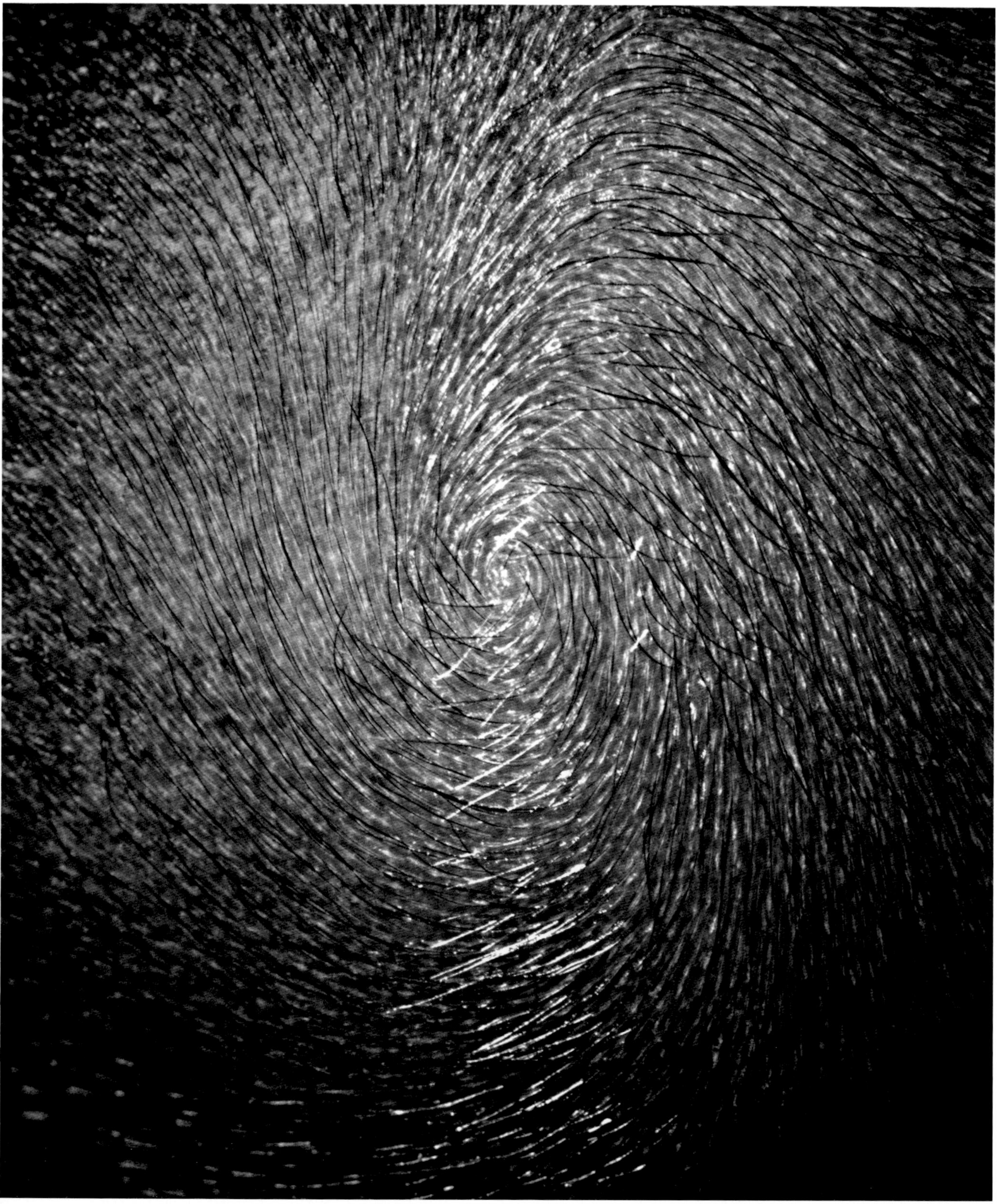

23週目　約30cm。

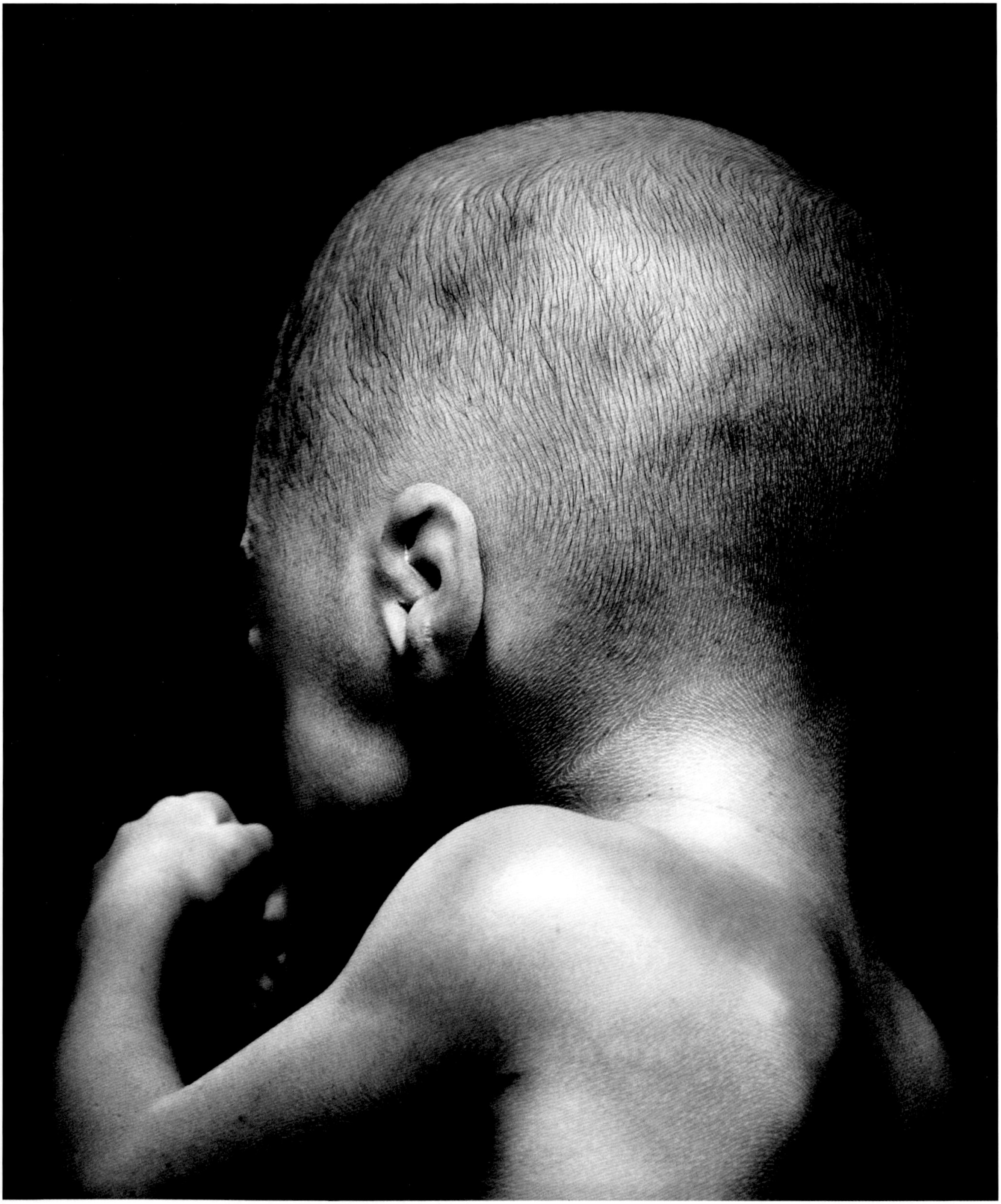

17週目 両目は閉じられ、26週までは閉じたままとなる。

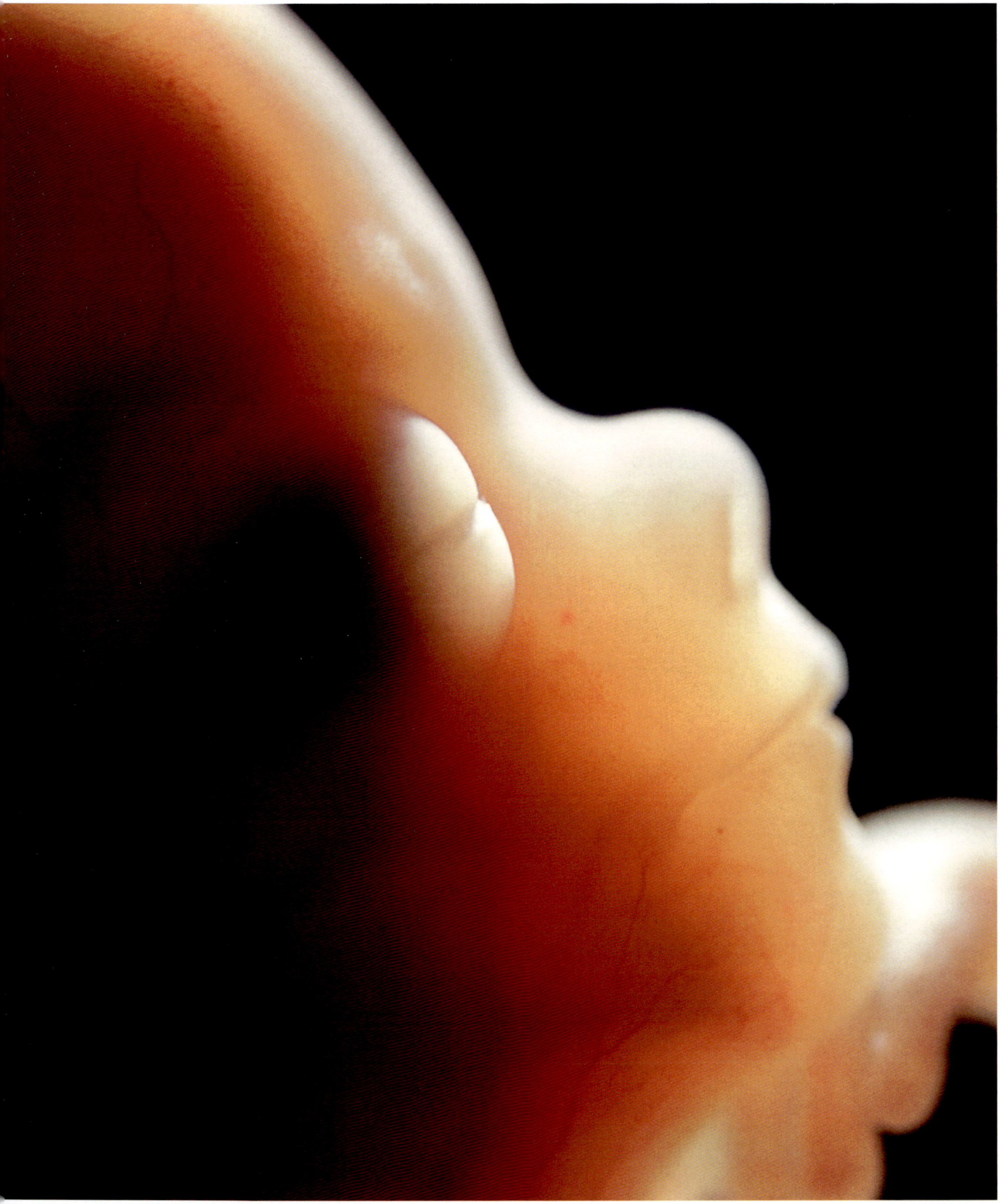

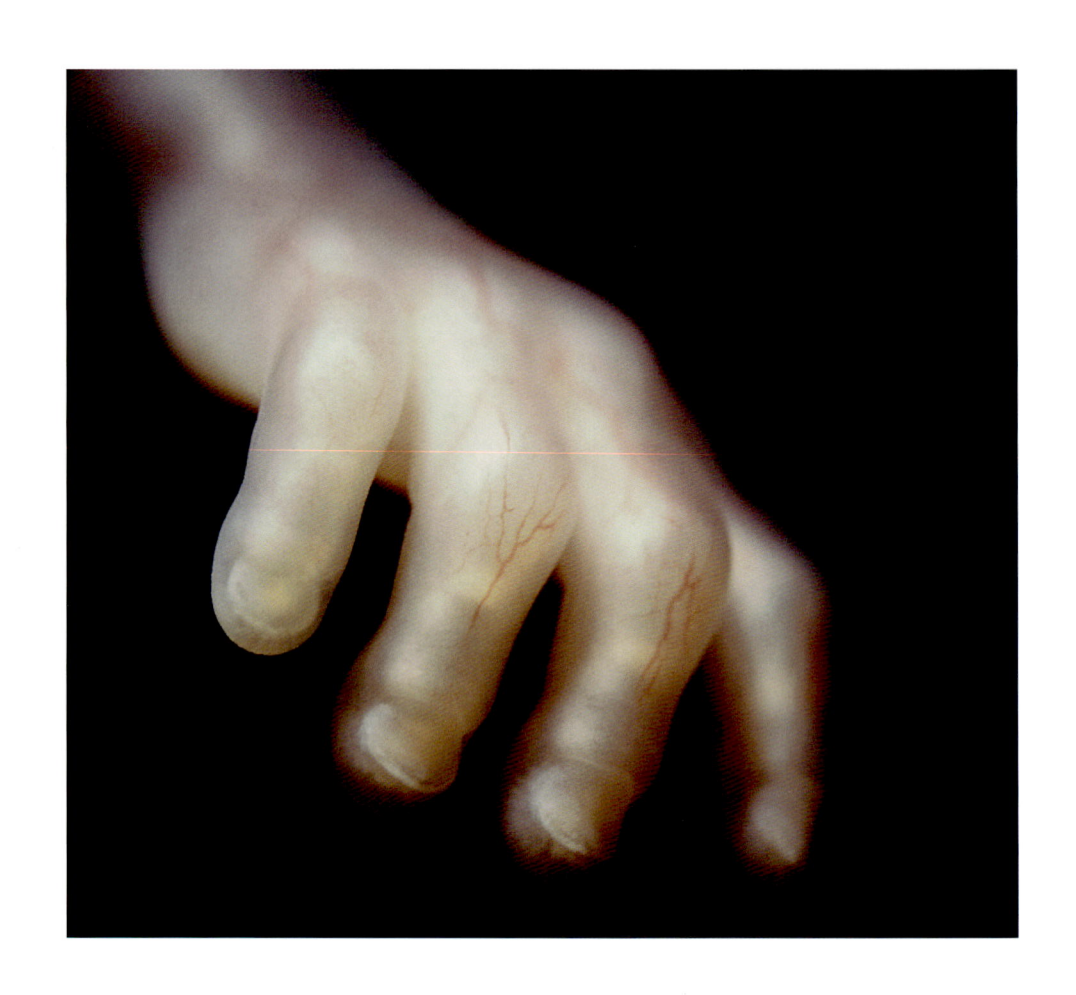

手指には爪ができる。

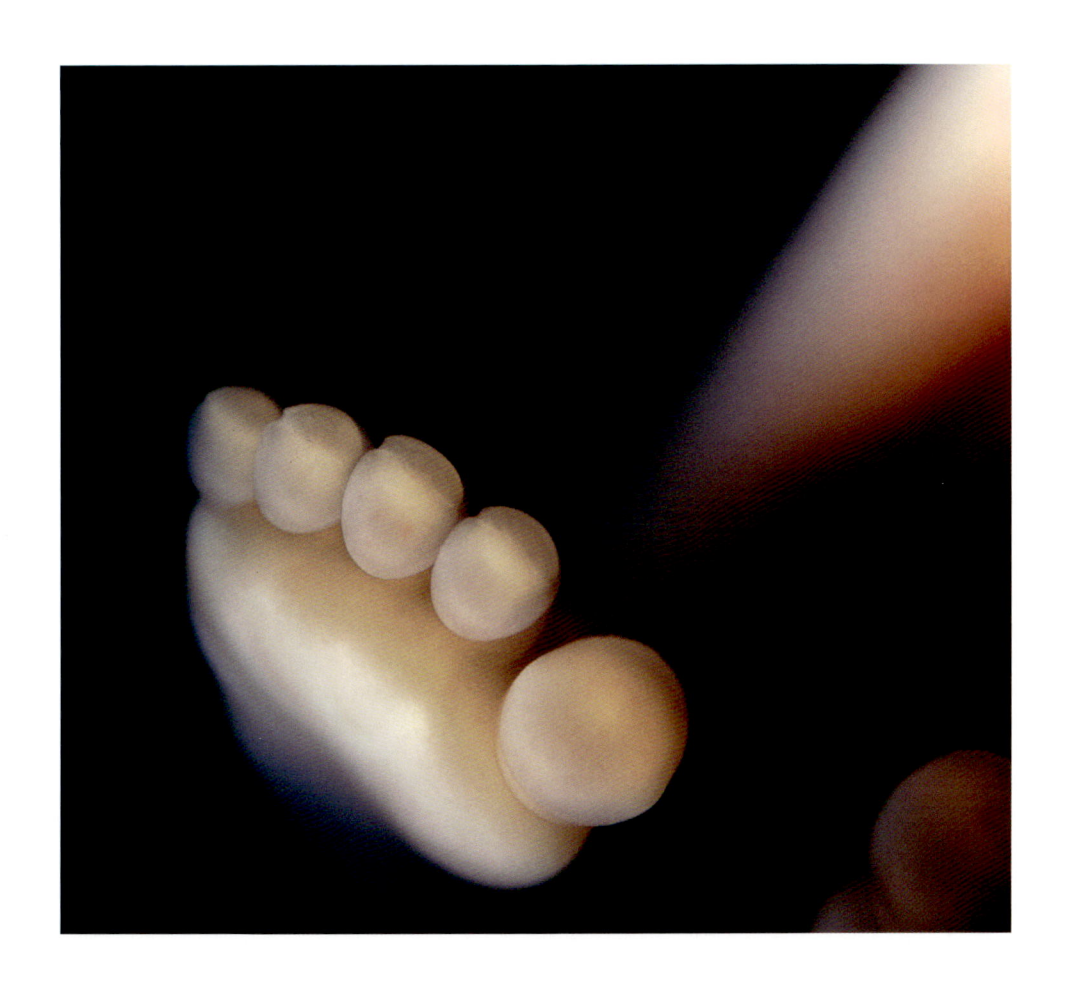

足の骨は石灰化しはじめる。

18週目　約14cm。胎児は外界からの音が聞こえるようになる。

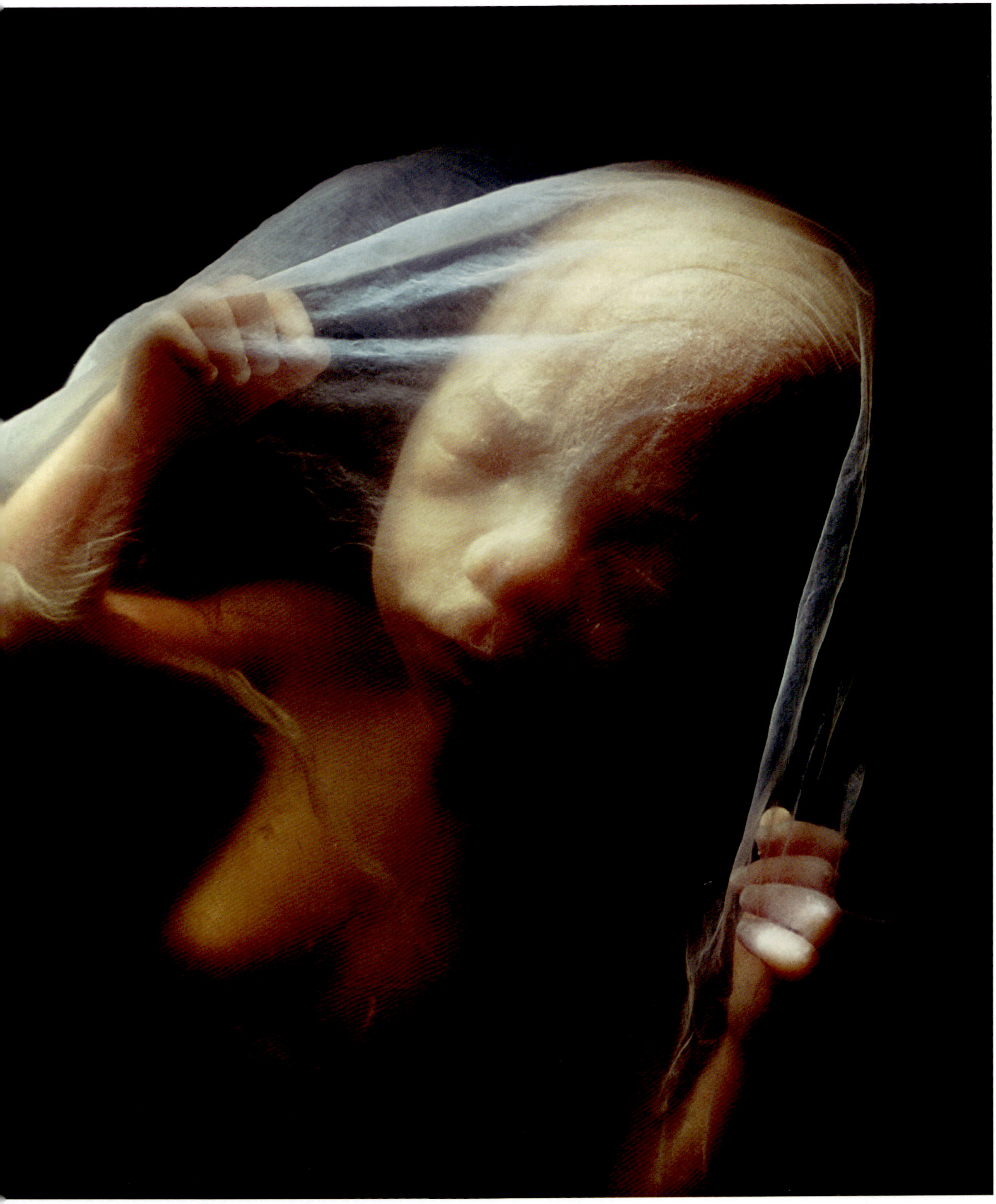

20週目 親指が口に触れると、くわえて吸うような吸啜(きゅうてつ)反射が引き起こされる。

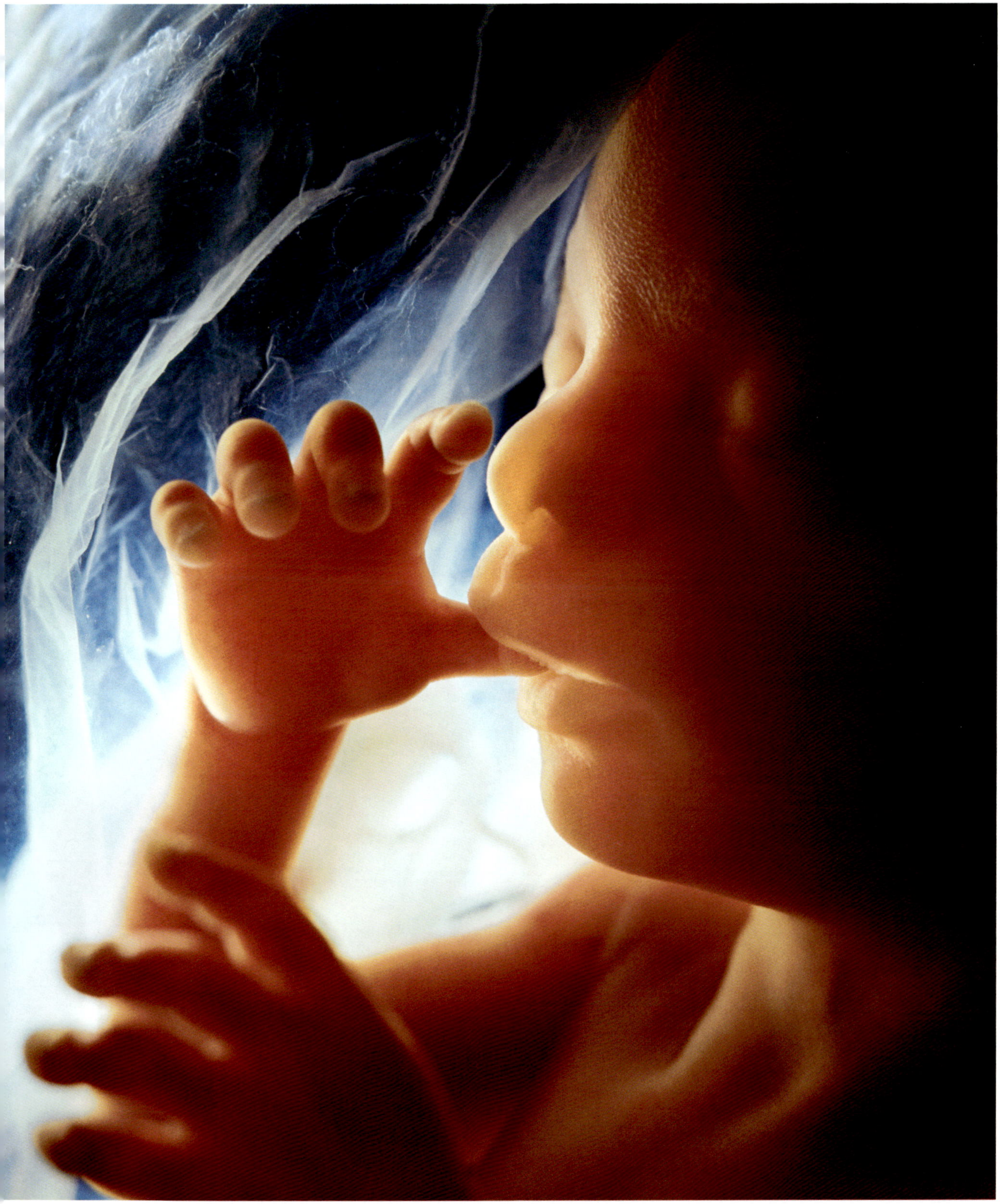

24週目　約30cm。胎児の体重は約500gを越える。

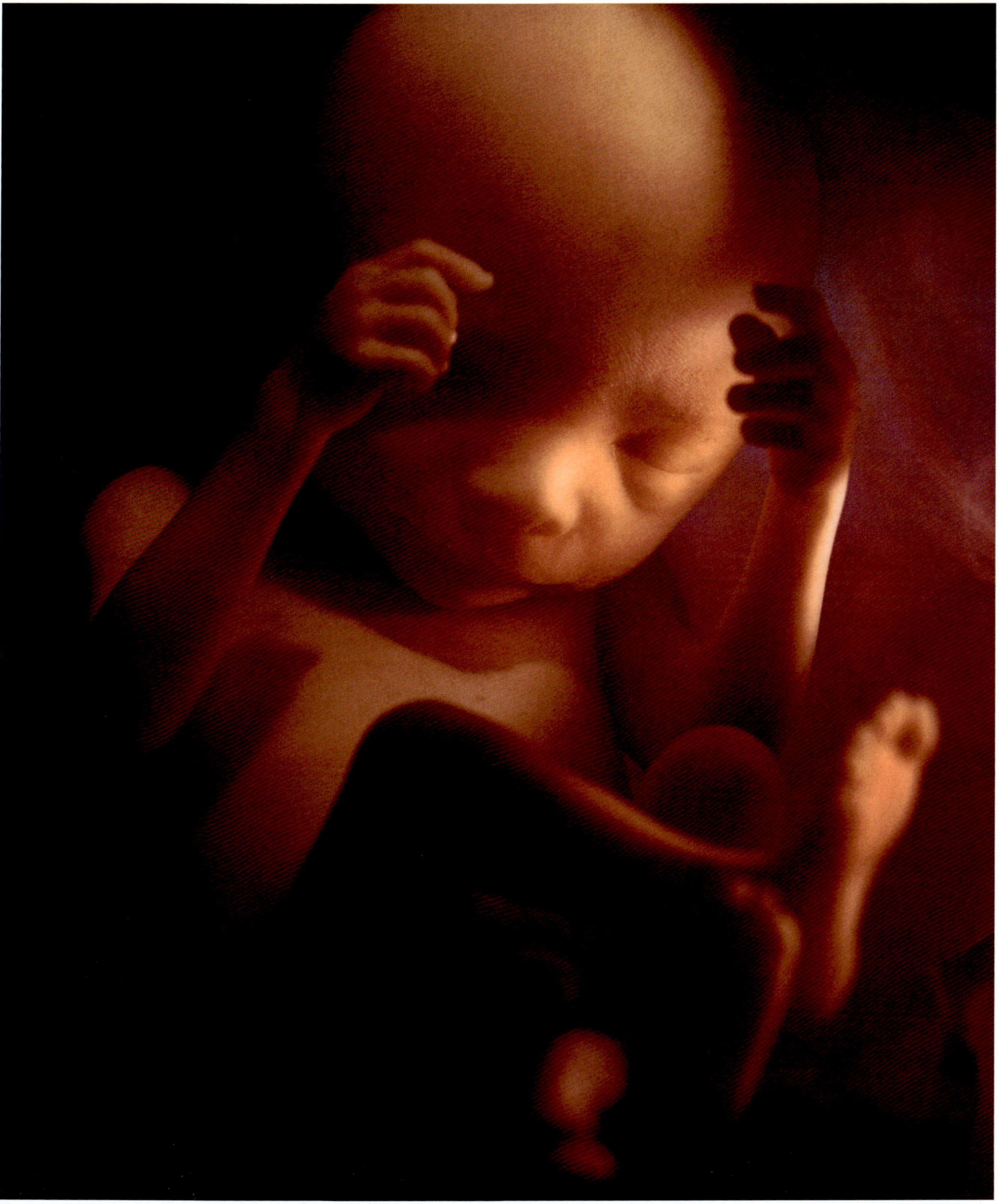

26週目　子宮には、まだ比較的十分な空間がある。

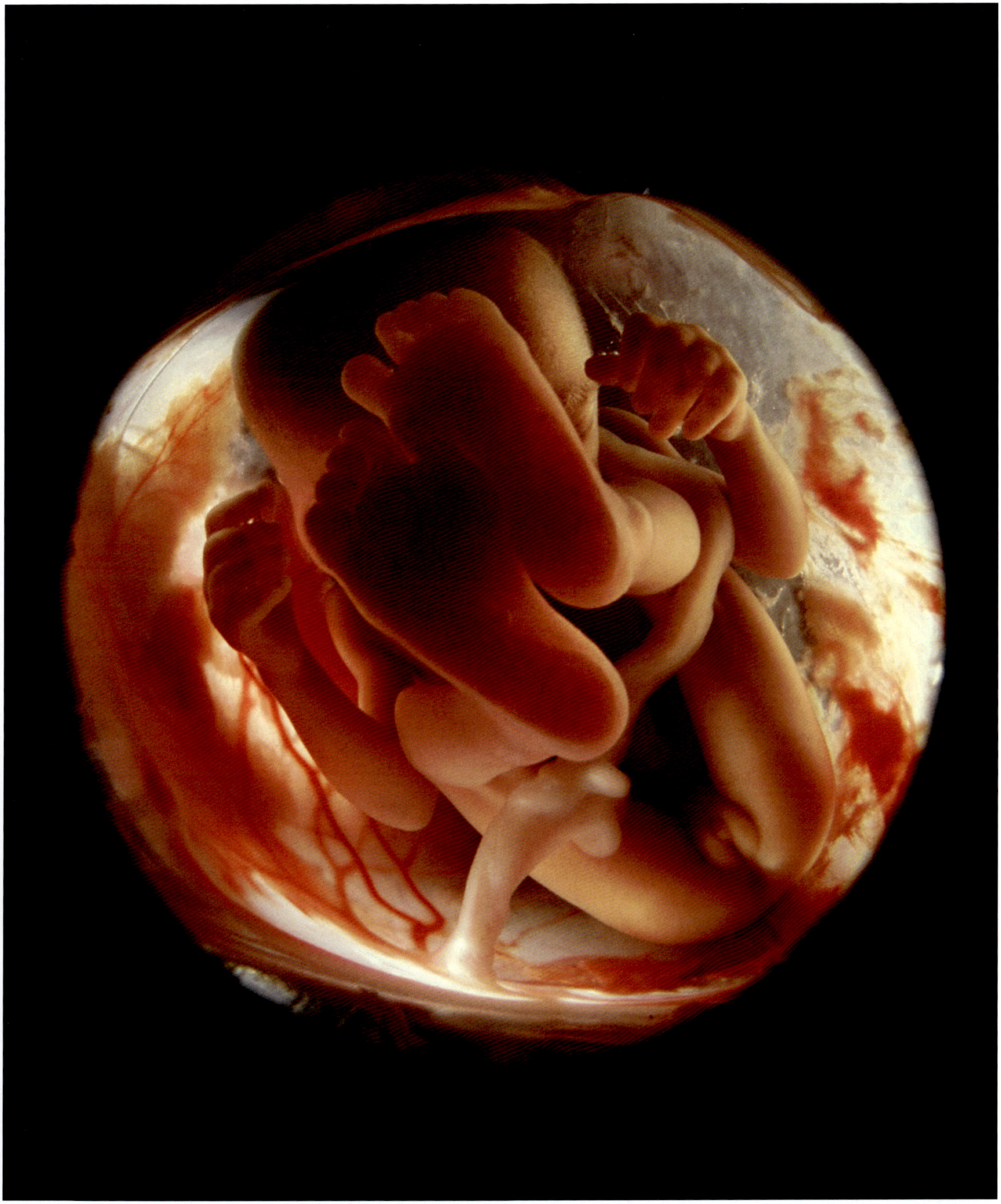

31週目　胎児は痩せてはいるが、残りの数週間で皮下脂肪を蓄える。

p.200　36週目
子宮は、少し窮屈となる。

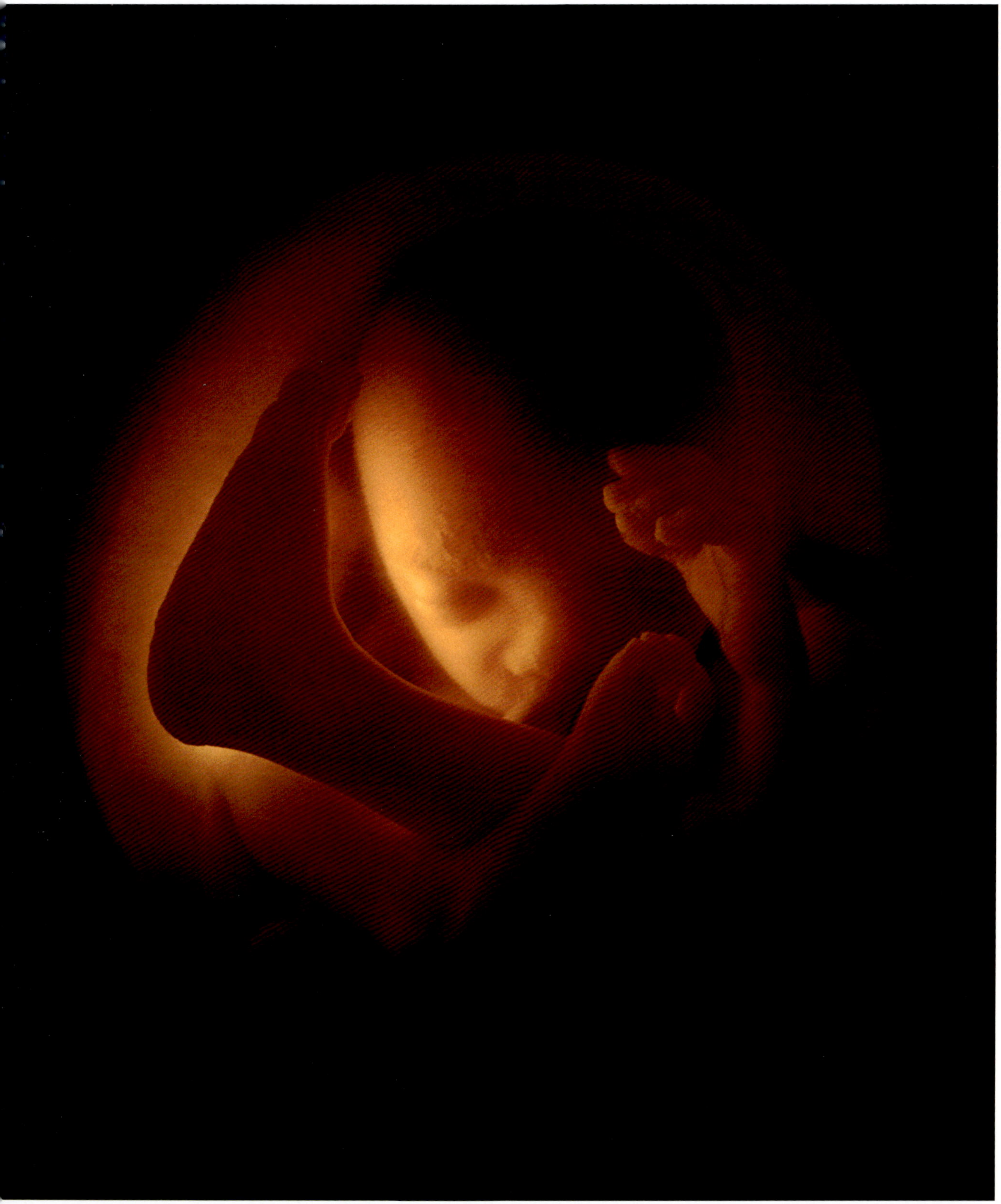

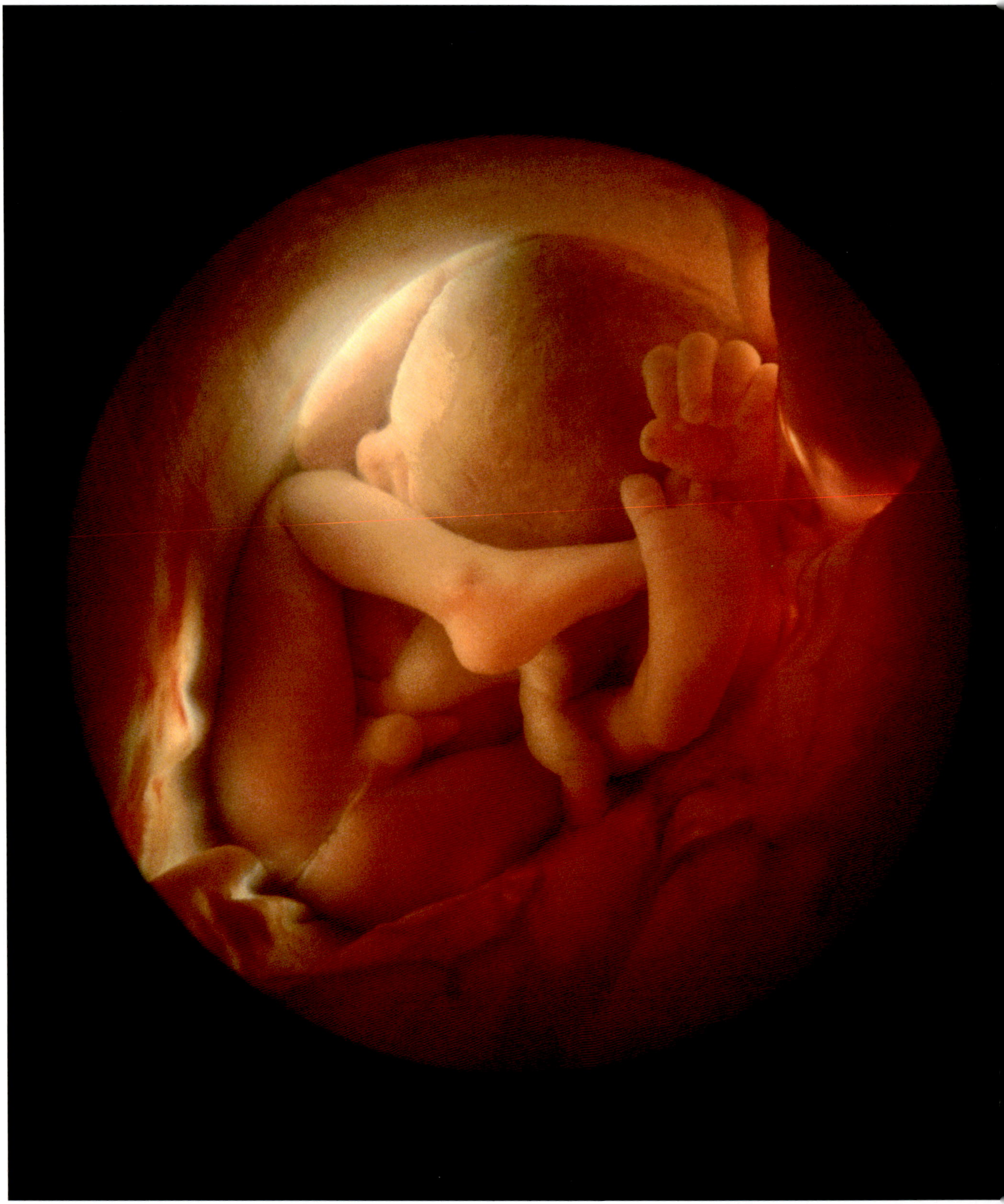

妊娠経過

正常月経周期の婦人では月経周期14日目頃に排卵し、受精した場合約1週間後には受精卵は子宮内膜に着床する。この過程により妊娠する。妊娠経過は一般的に排卵日から計測するのではなく、月経周期第1日目を起点として計測する。この経過を基にすると、正期産の場合、受精卵が母体の卵管や子宮内にいる期間が38週間であっても、妊娠は40週間継続することとなる。ここでは「週」、「日」という言葉を使用している。「週」は妊娠に関連して月経周期第1日目を起点として用いられるが、「日」に関しては受精後からの期間を説明する際に用いたものである。

妊娠の初期兆候は、女性のホルモンバランスの変化によって生じるもので、子宮内腔への細胞集積の結果で生じるものではない。妊娠女性の体の変化を司る重要な物質は、ヒト絨毛性ゴナドトロピン（hCG）というホルモンである。このホルモンは胎盤細胞より作られ、女性が妊娠すると、その後しばらくは排卵の必要性がないという情報を、血流を介して卵巣や下垂体に送る。卵巣黄体も同様にこの情報を受けて、受精卵が発育するのに良好な環境を構築するために子宮に必要なプロゲステロン（黄体ホルモン）を産生する。

着床後1週間を過ぎると、不定形の細胞集塊は横長となり、虫のような形態をとる。細胞集塊の最表層は全体の中心線の両側で肥厚し、縦が2倍長い構造をとる。これらの細胞塊は外胚葉と称される。二つの間の溝は深くなるとともに閉鎖され、管腔を形成する。原始脳が一方の端に形成され、神経線維が脳幹から伸長する。15日目には初期の原始脳細胞が形成される。

外胚葉は、脳、脊髄、神経になるとともに、皮膚、皮脂腺、汗腺なども形成する。外胚葉以外にさらに二つの胚葉成分がある。そのうちの一つ、中胚葉は骨格、心筋壁と他の筋肉を形成する。ま

た血管やリンパ管も形成する。卵巣、精巣、腎臓などもこの中胚葉から発生する。もう一つの内胚葉は、内臓である胃、尿管、体の粘膜の細胞となる。

心臓は、極早期に形成される臓器の一つである、22日目には心筋が収縮し、心臓は拍動し始める。心筋細胞の収縮は機械的に周囲の細胞に伝播する、これは発達過程における神経での信号伝達よりも早い時期に行われる。心臓の役割は血液を循環させることであり、これにより栄養や酸素がすべての臓器に供給される。体幹が形成される早期には、心臓は大きく体幹の外にあるように見える。心臓の右に位置する部屋は他のすべての器官から血液を受け取る場所であるが、左に位置する部屋は酸素に富んだ新鮮な血液を全身に送る場所である。

胎芽の血液は、出生後に酸素化する役割を担う肺を通じて酸素化されるのではない。妊娠期間中、胎児の血液は母体循環を通じて酸素化され、その多くは胎盤の分枝状の血管を通じてなされている。着床後すぐにこの血管は子宮壁の方向に向かって徐々に広がっていく。臍帯（臍の緒）は胎芽と胎盤とをつなぎ、3本の血管から構成される。すなわち、1本の太い血管は酸素化された血液と栄養分を胎芽に送り、2本の細い血管は胎芽からの老廃物を含んだ酸素の少ない血液を母体の循環系に戻す。胎児血の循環系と母体血の循環系は、妊娠全期間を通じて完全に分離されている。分離していることにより、胎盤隔膜を通じて有害物質は流入せず、胎児は守られる。正常では、細菌やウィルスはこの胎盤隔膜を通過できない。胎児はまだ十分な免疫システムを持っていない。それだけに、この分離は重要な役割を果たしている。

顔は5週末の早期に形成され、その時点で既に鼻と口が区別できる。顔の骨格である下顎と頸部は脊柱より突出する部分から発達

する。このような所見は、人間が脊椎動物であることを如実にあらわしている。背骨の両側では、数多くの骨で構成されるかたまりが中胚葉から形成される。これらは33から34個の脊椎となる。頸部より下側にある脊椎では12個の脊椎となり、そこより胸郭をなす肋骨が発達する。この胸郭内には原始の肺を収めている。

脊椎の間のくぼみからは脊髄からの神経束が伸びる。この繊細な神経のネットワークは体全体へ伸び、全く異なるが補足的な二つの機能を果たすようになる。脳と脊髄は体のすべての筋肉に信号を送り、筋収縮により様々な動きを司る。これにより胎芽はからだ全体での活発な動きが可能となる。絶え間ない動きは発育や発達にとって非常に重要である。徐々にではあるが次第に多くの情報が脳に送られ、体がどのような動きをしているかを認知できる。一方、神経の中には圧や温度などの感覚のみを担うものもある。目、耳、鼻などの特別な神経の信号は、胎児発達の遅い段階で脳に送られるようになり、口からは味覚の信号が送られる。

妊娠8週には、胎芽は急速に発育し、1週間で倍の大きさに成長する。多くの哺乳類がそうであるように胎芽もヒトのミニチュアの様に見える。頭部は先端に向かって伸びて行く。大きさについては、頭部は最も大きく、体躯の上部が下部に比して大きい。指はわずかに見える程度であるが、腕と手は、脚や足に比べて早く発達する。

男女児の性器も8〜9週に形成される。性別とは無関係に、小さな突起が胎芽の脚の間に認められる。これは、女児では陰核になり、男児では陰茎になる。次第に裂け目の両側に二つの丘が形成される。これは、男児では癒合し陰嚢となり、女児では膣壁となり癒合せず裂け目は開いたままとなる。

胎芽は、着床後56日目の妊娠10週初めには胎児となる。胎児は急速に発育する。子宮の大きさは拳大となる。その後1カ月で2倍の大きさになる。臓器のほとんどは、機能を発揮しはじめ、腎臓は尿を出し、胃は胃液を分泌する。卵黄嚢は、胎生1週には胎芽に栄養分を供給し、原始の血液を産生するが、この頃にはその役割を終えて、他の器官が担うようになる。器官は協調して機能を発揮し、妊娠中で最も流産しやすい時期は終わる。12週を過ぎると、流産は稀となる。

眼球のレンズ機能は早期に形成され、10週になると光に反応するようになる。12週には、眼を覆う眼瞼（まぶた）が明らかとなる。まぶたは26週まで開かないが、大脳の視覚野や視覚中枢は発達し続ける。しかし子宮内での生活では、高度に発達した視覚を必要としない。耳の発達も目と同様である。内耳および中耳は早期から形成されるが、外耳の形成は20週以降に完成する。聴覚に加えて耳は平衡感覚も司る。

13週になると胎児はさらに動くようになり、これまでのぴくぴくとした痙攣のような動きから、ゆっくりとした意思のあるような動きになる。口を探して手を動かしたり、時には呼吸やあくびの様な動きをすることもある。妊娠初期には、胎児は一度に数分も眠らないかのように見えるが、妊娠後期になると規則的な昼夜のリズムを示すようになり、睡眠の時間も伸びる。

やわらかでしなやかな体は、軟骨が骨に変化し始めることで次第にしっかりと安定してくる。石灰化の過程は長管骨である腕や脚の骨で始まり、また頭蓋骨でも内部の傷つきやすい脳を保護するために、早期に石灰化する。

体温と全く同じ温度の液体で満たされる羊膜腔に胎児は包まれて

いる。羊水量が増えるにつれて、成長する胎児はより活発に動くことができる。われわれ人間は、胎児期には水生動物のように十分に水に適応していたのである。同様に、膏薬（こうやく）でも塗るかのように、胎児皮膚を胎脂が保護する。初期の原始の体毛は12週にはえはじめ、羊毛の様なうぶげが全身を覆う。16週はじめには、頭や眉の毛の元に色を伴う。うぶげは生まれる前に抜け落ちるが、胎脂はそのまま残る。このため、生まれたての児は、べとついていてとても滑りやすい。

子宮はまだ十分なスペースがあり、胎児は動き回れる。羊膜とその外側の子宮に覆われていても、胎児は音の無い世界で生きているわけではない。18週から20週の初めには、胎児は外界からの音を聞くことができるようになる。胎児は時に臍帯（さいたい）をつかんだりする、そして親指が口に触れると、吸啜（きゅうてつ）反射、つまり指しゃぶりが引き起こされる。このような反射運動は、出生後に哺乳できるようになるための準備運動である。

25週頃には、早産となっても子宮外で生存できる基本的能力を胎児はすでに備えている。この時期を生育限界と呼ぶ。しかし、この能力は決して十分ではなく、生存できない危険性が高い。そこで、胎児はさらに3カ月以上は、成長発達するために子宮内での生活を続ける。妊娠経過とともに胎児が十分に動ける場所は極端に減少するものの、胎児が向きを変えることはまだ可能である。

胎児はまだ痩（や）せているものの、体重は週200g程度増加する。器官は確実に成熟しているが、もっとも重要な肺は、生きるために必要な機能をまだ十分には発揮できず、妊娠後期までさらに時間が必要となる。この時点では、心拍は非常に早く140〜180/分で母体の2倍に相当する。腎臓は十分に機能し、尿は羊水中に放出され、羊水の全体量を増加させる。腕や脚を頻繁にまた協調して

運動させている。胎児の目は、光をしっかりと認識できるようになる。音に対する感覚も鋭敏になる。

最終月には、胎児は母体の骨盤に向かって下降するが、その95%は頭を下に向け、顔は母体の背中に向いている。時に胎児は臀部または足から先に生まれることもあるが、大きな問題とはならないことが多い。

一般的に分娩は38週から40週の間で起こる。胎児の強いキックは分娩の始まりであるかもしれない。しかし決定的な要因は、母体のホルモン環境の変化である。妊娠経過を通じて胎盤から産生されるプロゲステロンは増加する。プロゲステロンは主に子宮筋を弛緩させ落ち着かせる働きをする。妊娠後期の一定の時期には、胎盤からのプロゲステロン産生は低下する。協調して子宮を収縮させる他のホルモンであるオキシトシン、プロスタグランジン、コルチゾンの産生が増加する。これらの変化により分娩開始の時期を母体へ伝える。

分娩開始の3徴候は、規則的な子宮収縮、羊水の流出、多目の血性分泌物である。時に前駆陣痛もなく羊水が流出して分娩が始まることもある。

分娩は3期に分けられ、第1期は開口期と呼ばれる。陣痛は数分の間歇で規則的に起こるようになる。頸管はゆっくりと開大し10cmまでになる。全開大した時点で胎児の児頭または臀部は母体の骨盤内に向かって下降する。これが分娩第2期（娩出期）の始まりである。陣痛はより強くなり、共圧陣痛と称される。

児が生まれ、臍の緒を切るまでの間は、生死の分かれ目でもある。「しっかりと血液を酸素化できるか」という最初の試験を、胎児

の肺が受ける時でもある。児の最初の啼泣、つまり声をあげて初めて泣く産声により肺胞内に空気が入り、啼泣と咳をする咳嗽反射により気道から粘液を出す。その後は第3期（後産期）で、卵膜と胎盤が胎児の通過した経路で子宮から娩出される。赤ちゃんが生まれたのである。

A Child is Born   卵子 28   精子 50

受精 72　　　　　　妊娠 120　　　　　　出生 210

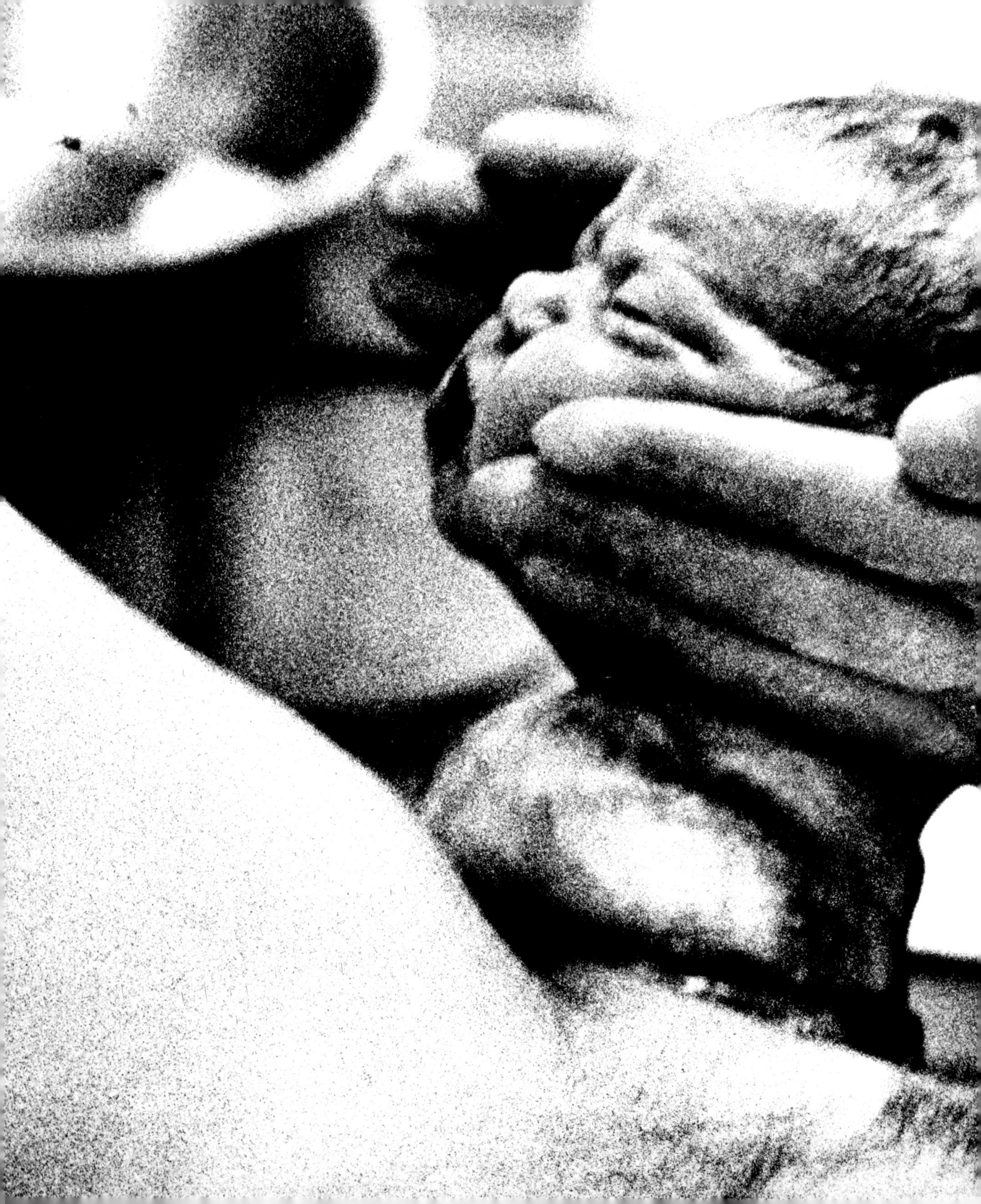

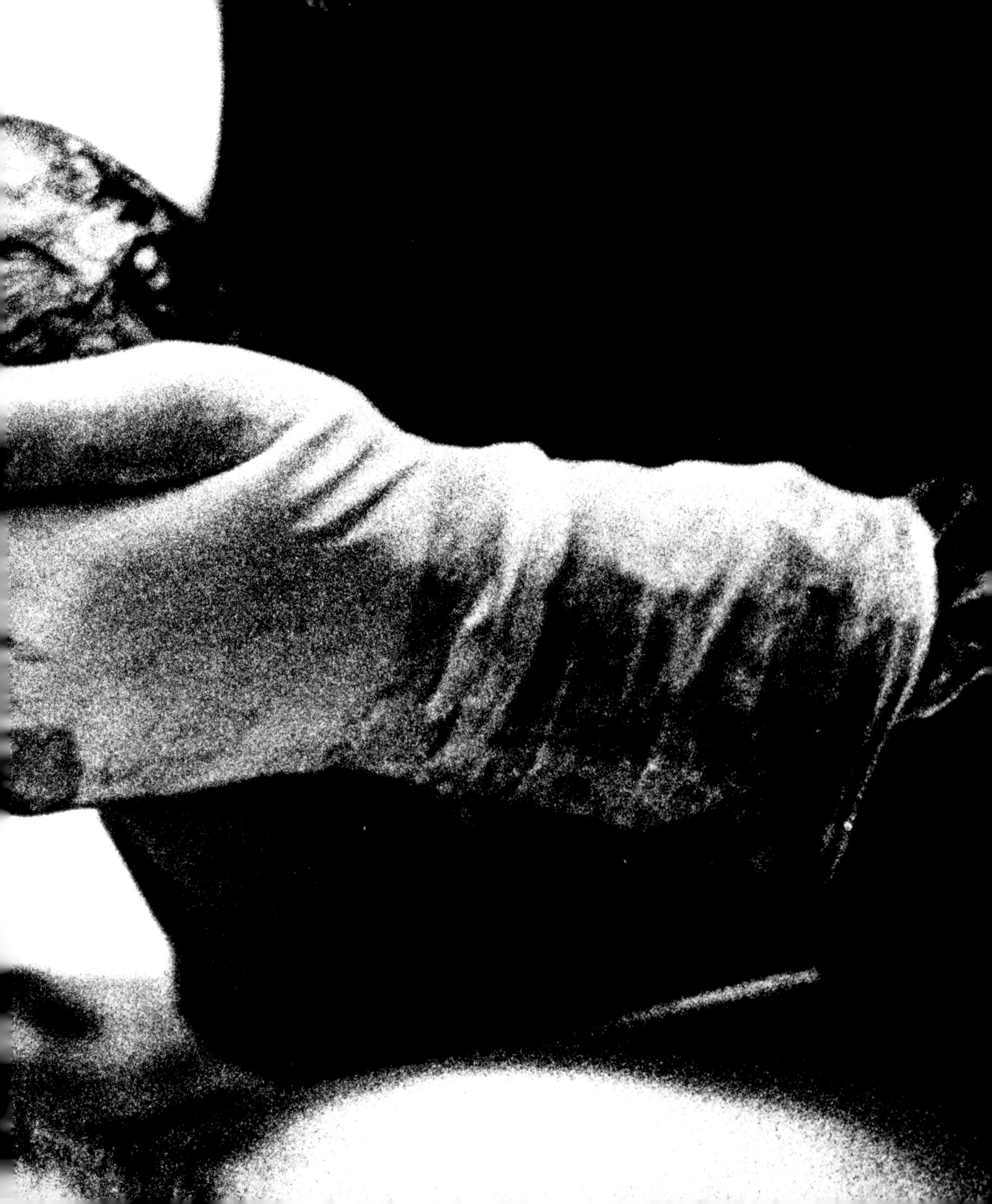

A Child is Born

技術背景

本書のレナルト・ニルソンの写真の多くは、従来から使用されているハッセルブラッドとニコンの写真機を用い、マクロレンズ等を駆使して撮影された。しかし、本書が最初に発売された時から多くの光学的技術の進歩があったので、彼の撮影する写真も変化した。

最初の子宮内の写真は内視鏡を使うことで撮影された。1957年には胎児の下肢、足、手、外性器の撮影に成功している。当時の内視鏡は限られた範囲のみしか一定の精度で撮影することができなかったが、その後多くの進歩が見られた。25年以上に亘（わた）るドイツのカールストルツ社との共同研究により、直径僅（わず）か0.6mmの折り曲げ式の内視鏡が使用できるようになった。また、170度の広角レンズも使用可能となった。さらに、レンズの大きさも直径0.5mmと小さくなった。今では、羊水穿刺（せんし）（針を羊水腔に刺して羊水をとる）による遺伝検査を産科医が実施する時に内視鏡を使用している。

走査電子顕微鏡を用いることで数十万倍の拡大像を得ることができる。これらの写真は、従来の光学顕微鏡では得ることのできない、奥行きのある3次元画像を鮮明に捉（とら）えている。元の写真は白黒で、この白黒写真をその濃淡によって色付けして使用した。一部では、デジタル方式による色付けが行われた。

胎児の成長を超音波で検査するのが普通となっている。検査は簡便で3次元の構造を知ることができ、さらに画像の質も急速に改善している。本書には掲載されていないが、彼はこの技術も応用している。彼の初期の写真は、これらの技術が開発される前に撮影された。現在の技術をもってしても彼の意図を完全に実現できる画像を得ることはできないが、レナルト・ニルソンは、意識的に超音波画像と同等の情報を持った写真画像を撮影しようしている。

謝辞

「A child is Born」は長い歴史を持ち、そして多くの言語版が出版されています。全ての業績は共同作業の結果であり、皆さんに多くの点で感謝します。

本書の始まりは、1950年代にストックホルムのサバルツベルイ病院の女性クリニックでの撮影です。そこでは、アクセル・インゲルマン・スンドベルイ教授、ミリヤム・フルヒェルム教授、エリック・オーデブラード教授、ビョルン・ヴェスティン教授等の先生方にお世話になりました。

さらに、ストックホルムのダンデリード病院、カロリンスカ大学病院、セーデル病院、サンクト・エーリック病院、ヨーテボリのサルイェンスカ大学病院、コペンハーゲンのリグスホスピタレット病院にもお世話になりました。

後半の仕事は主にカロリンスカ研究所でお世話になり、マルガレータ・アルムリング、ヤン・リンドベルト、ハンス・ヴィクセルに感謝します。

ジルス・ハーグはその卓越した色彩付けと印刷技術で私を援助してくれました。

この新版のための電子データ化はフォシュトリングスアテリエンのレナルト・ダムグレーンによって、新たな白黒写真の印刷はヘレナ・パルスによって行われました。

技術進歩のお蔭(かげ)でドイツのカールストルツ社の専門家に内視鏡の、そしてカールツァイス社の専門家に顕微鏡の提供を受けました。日本からはJEOL走査顕微鏡を、ストックホルムからはヴェルネル・ドンネ・アンド・ロレンツェン・インストルメント社が

開発した装置の提供を受けました。

ボニエル社の多くの仲間が数年に亘(わた)り粘り強く本書の出版に向けて手伝ってくれたことに感謝します。

第1版および第2版の解説を書いてくれたアクセル・インゲルマン・スンドベルイ、ミリヤム・フルヒェルム、クラース・ヴィンセントに特別感謝します。さらに、その後の版で解説を書いてくれたラーシュ・ハンベルイェルに感謝します。

今回のレナルト・ニルソン写真集の編集はアンネ・フェルストロムの指揮のもとで行われてきました。今回の第5版の新たな試みはマーク・ホルボーンの繊細な編集で可能となりました。

何にも増して、人生の重要な瞬間に立ち会う機会を数年間に亘(わた)って私に与えてくれた数多くの母とその子ども達、さらに看護師と助産師に感謝します。彼らの協力無しにはなにも成し遂げることができなかったでしょう。

　　　　　　　　　　レナルト・ニルソン　ストックホルム　2009年

ETT BARN BLIR TILL
by Lennart Nilsson
PHOTOGRAPHY COPYRIGHT 2009 © Lennart Nilsson Photography AB
TEXT COPYRIGHT 2009 © IN VITRO AB, Lars Hamberger
TEXT COPYRIGHT 2009 © Mark Holborn (Introduction and Chronology of a Book)
TEXT COPYRIGHT 2009 © Bonnier Fakta AB (Technical background)
First published by Bonnier Fakta, Stockholm, Sweden
Published in the Japanese language by arrangement
with Bonnier Rights, Stockholm, Sweden
through The English Agency (Japan) Ltd.

編集：マーク・ホルボーン
写真編集：アンネ・フェルストロム

写真：レナルト・ニルソン
1922年、スウェーデン生まれ。医学・科学写真家。
走査型電子顕微鏡や手作りのファイバースコープ、
最新の写真技術を駆使して、
体の中の未知の世界を撮りつづけている。
1976年、ストックホルムのカロリンスカ研究所より
名誉医学博士の称号を受章。

解説：ラーシュ・ハンベルイェル
スウェーデンのヨーテボリ大学産婦人科主任教授。
ヨーロッパではヒトの生殖医学に関する研究で定評を得ている。

翻訳：楠田聡
1951年生まれ。小児科医、特に新生児医療を専門とする。
大阪市立大学卒業。
2003年より東京女子医科大学母子総合医療センターに勤務し、
現在同センター所長・教授。

翻訳：小川正樹
1965年生まれ。産婦人科医、産科学、特に周産期医学を専門とする。
秋田大学卒業。
2011年より東京女子医科大学母子総合医療センターで准教授。

A Child is Born 赤ちゃんの誕生
2016年 3月30日　初版発行
2022年 1月20日　7刷発行

写真／レナルト・ニルソン
解説／ラーシュ・ハンベルイェル
翻訳／楠田聡・小川正樹
発行所／あすなろ書房
〒162-0041 東京都新宿区早稲田鶴巻町551-4
電話 03-3203-3350(代表)
発行者／山浦真一
装丁／城所潤＋大谷浩介(ジュン・キドコロ・デザイン)
印刷所／佐久印刷所
製本所／ナショナル製本

©S. Kusuda & M. Ogawa ISBN978-4-7515-2765-8
NDC495 Printed in Japan